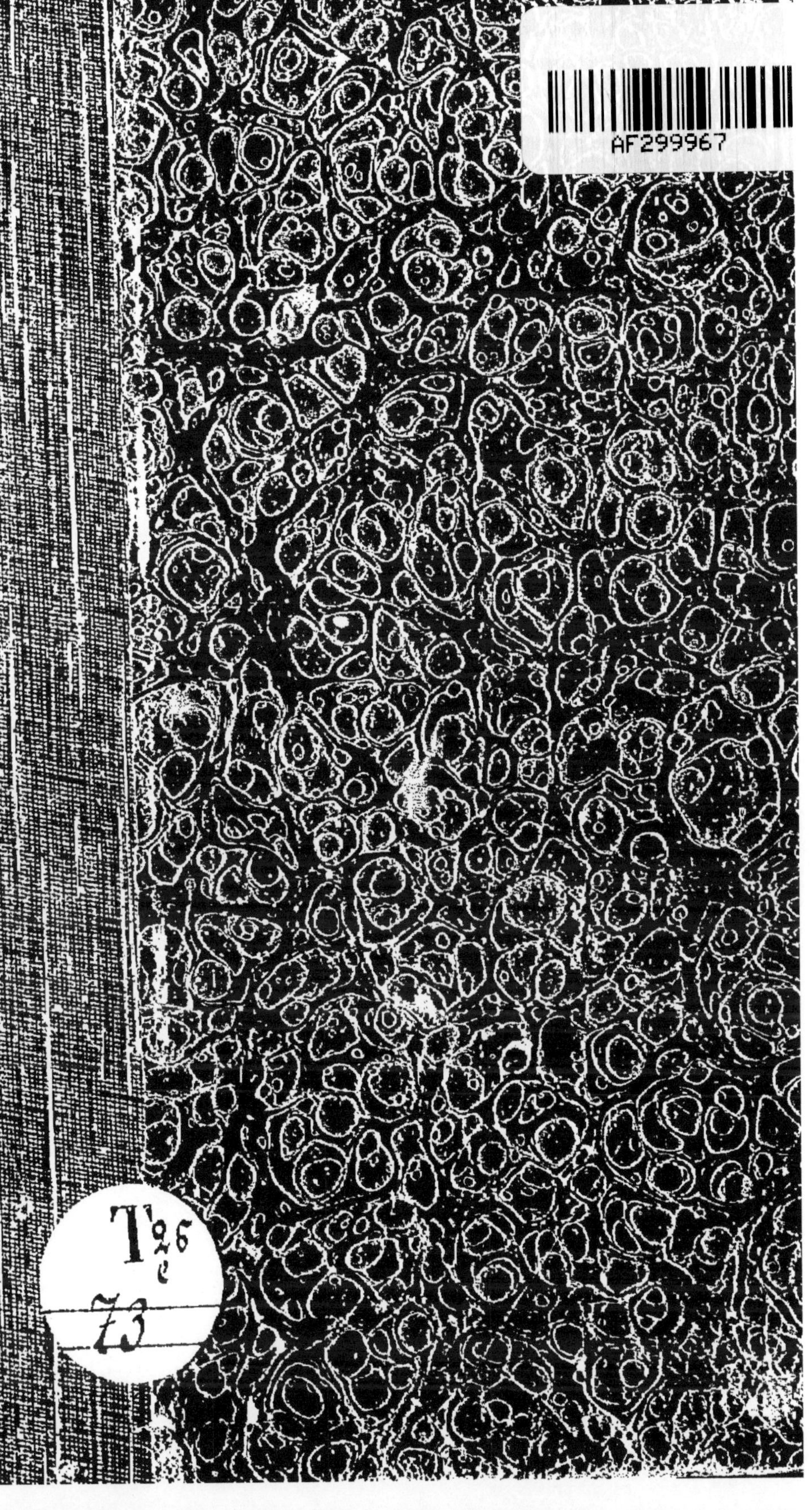
AF299967

MÉTHODE DE TRAITEMENT

DE LA

TUBERCULOSE

Du Professeur KOCH

MISE A LA PORTÉE DU GRAND PUBLIC

TRADUIT DE L'ALLEMAND

Avec l'autorisation de l'auteur

Par E. TUTZSCHER

AVEC UN PORTRAIT DE ROBERT KOCH

———

CINQUIÈME ÉDITION

———

PARIS

W. HINRICHSEN, ÉDITEUR

22, RUE DE VERNEUIL, 22

—

1891

MÉTHODE DE TRAITEMENT

DE LA

TUBERCULOSE

ÉMILE COLIN. — Imprimerie de Lagny.

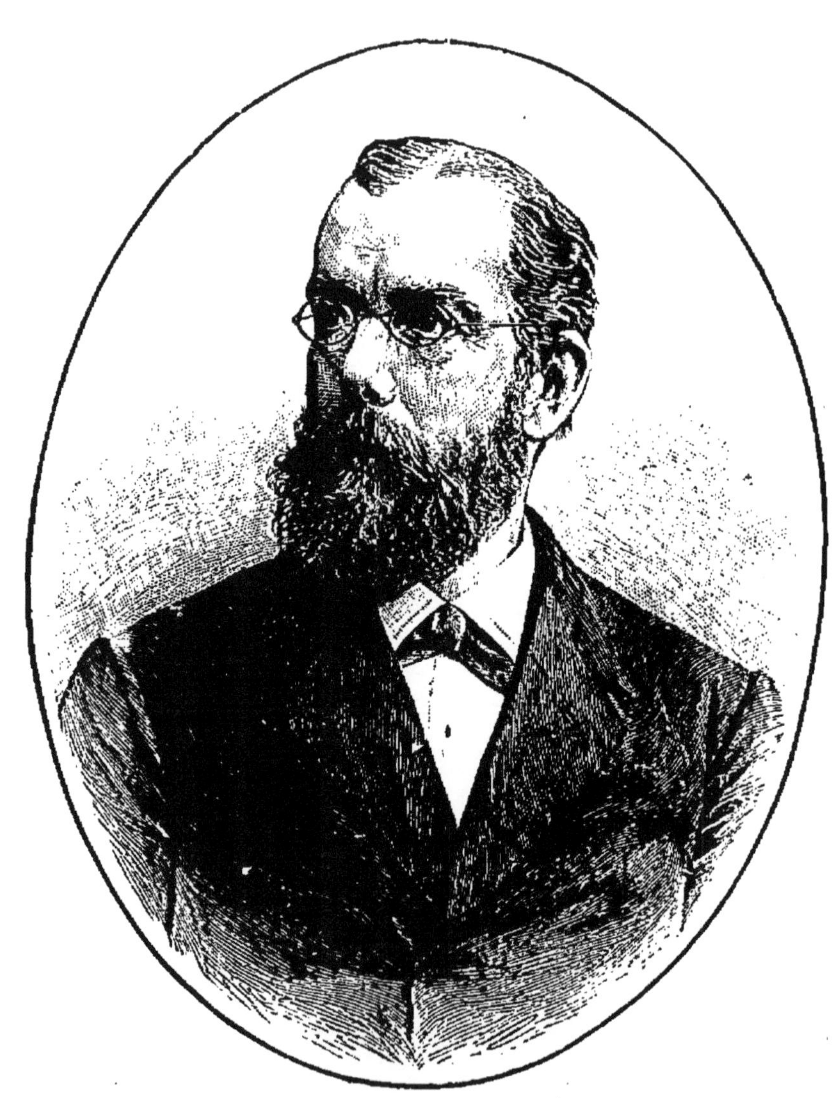

LE PROFESSEUR ROBERT KOCH

MÉTHODE DE TRAITEMENT

DE LA

TUBERCULOSE

Du Professeur KOCH

MISE A LA PORTÉE DU GRAND PUBLIC

TRADUIT DE L'ALLEMAND

Avec l'autorisation de l'auteur

Par E. TUTZSCHER

AVEC UN PORTRAIT DE ROBERT KOCH

QUATRIÈME ÉDITION

PARIS

W. HINRICHSEN, ÉDITEUR

22, RUE DE VERNEUIL, 22

1891

Tous droits réservés.

MÉTHODE DE TRAITEMENT

DE LA

TUBERCULOSE

Une grande excitation règne dans toutes les classes de la population ; une seule idée préoccupe tous les esprits et c'est naturel. Le *remède* pour guérir la *tuberculose* est *trouvé*, l'*efficacité* de la *guérison* ne peut plus être mise en doute. L'homme le moins instruit comprendra l'importance de cette découverte.

La *phtisie pulmonaire*, la forme la plus fréquente de la tuberculose, enlève 30,000 personnes par an ; plus de 15,000 habitants dans les villes de l'empire allemand. Sur 100 décès, il y en a 12 ou 13 produits par cette maladie.

On ne peut même fixer le nombre exact des

personnes atteintes de phtisie pulmonaire ; dans tous les cas, elle surpasse de beaucoup les autres maladies.

Chez un grand nombre de personnes, on peut seulement supposer, soit d'après les apparences extérieures, soit en se basant sur l'effet de l'hérédité, qu'elles deviendront un jour la proie de cette horrible maladie, avant que les vrais symptômes puissent être constatés.

Et cette maladie pourra être guérie ! des millions de personnes qui étaient vouées à une mort certaine, seront rendues à la vie ; leur force vitale recouvrée, *fortifiera la race* et relèvera l'aisance nationale. En un mot, nous avons devant nous une ère nouvelle, que l'imagination la plus hardie n'eût osé rêver il y a quelques années.

Mais, ne nous laissons pas entraîner par notre enthousiasme ; examinons de près la méthode de traitement de Koch, autant qu'il nous est possible, dès à présent, de la juger.

Avant tout, il faut répondre à deux questions :

1° *Qu'est-ce que la tuberculose ?*

2° *Quel rapport a-t-elle avec la phtisie pulmonaire ?*

La phtisie pulmonaire n'est qu'une forme,

quoique la plus fréquente, de la *tuberculose*. C'est pourquoi on emploie comme *synonymes* les expressions : *phtisie pulmonaire, tuberculose pulmonaire, phtisie et tuberculose.*

Tuberculose est donc l'expression *générale.*

C'est une maladie produite par une espèce particulière de micro-organismes de la classe des champignons fendus (spaltpilze). Ces organismes sont les *bacilles tuberculeux* que Koch a découverts en 1882.

Ces bacilles tuberculeux s'établissent le plus fréquemment dans les poumons et y produisent de graves altérations dans le tissu pulmonaire. C'est ainsi que la *phtisie pulmonaire* prend naissance.

Mais les bacilles tuberculeux peuvent aussi s'établir dans *d'autres* parties du corps et y produire la tuberculose.

Souvent les bacilles tuberculeux se logent dans le *larynx :* ainsi naît la *phtisie du larynx.*

Ils peuvent attaquer la membrane muqueuse de la langue et du nez, ce qui produit les maladies, rares il est vrai, de *la tuberculose de la langue et du nez.*

La tuberculose de l'intestin, qui produit la *phtisie intestinale,* est plus fréquente. *Au cerveau,* la tuberculose mérite une attention spéciale, à cause de l'importance de cet organe. Les petits enfants sont souvent atteints de la *tuberculose des membranes du cerveau*, maladie qui, jusqu'à présent, a toujours conduit à la mort.

Les *reins* sont plus souvent qu'on ne le croit le siège de la tuberculose ; de même les *capsules surrénales*, dont la fonction est restée inconnue jusqu'à présent, ont été trouvées, à l'autopsie, dans un état de dégénérescence tuberculeuse.

La tuberculose joue un grand rôle dans les maladies des *os* et des *articulations*. Les bacilles tuberculeux, si infiniment petits et faibles, sont en état de détruire, de ramollir et de frapper de purulence les plus dures sutures des os. Des parties entières des os peuvent disparaître ainsi.

La tuberculose peut également produire des ravages sur la peau. On l'appelle alors la *dartre rongeante* (lupus).

Enfin, la tuberculose se trouve aussi dans l'*appareil sexuel*. On constate souvent des foyers tuberculeux dans le *testicule* de l'homme, plus rarement dans l'*ovaire* de la femme.

La maladie connue chez les enfants sous le nom de *scrofule* est regardée par quelques médecins comme une des premières manifestations de la tuberculose ; dans tous les cas, la scrofule dispose à la tuberculose.

Examinons, après cet aperçu général, les formes particulières de la tuberculose, et commençons par la *phtisie pulmonaire*.

LA PHTISIE PULMONAIRE

Avant la découverte du bacille tuberculeux par Koch, plusieurs savants ont déjà prétendu que la phtisie pulmonaire repose sur l'immigration d'un champignon fendu dans les poumons. Mais c'est Koch qui a prouvé la véracité des hypothèses des autres savants et qui a démontré, d'une façon définitive, que le bacille découvert par lui était le véritable agent provocateur de la phtisie pulmonaire. Ce bacille se trouve par millions dans les poumons des malades, il est rejeté par millions dans leurs crachats.

Si on examine au microscope une toute petite quantité de ces crachats, on y trouve un nombre plus ou moins grand de bacilles tuberculeux. Avant de soumettre cette préparation à l'examen, il faut la teindre avec certaines substances colorantes ; sans cela il est difficile, presque impossible, de distinguer les bacilles. Cette teinture faite, les bacilles tuberculeux, qui conservent avec une grande ténacité la matière colorante absorbée, restent seuls colorés, tandis qu'on décolore le reste des crachats. De cette manière, il est facile de reconnaître les bacilles par le microscope.

Ces bacilles sont infiniment petits. Leur longueur est de 2/1000-8/1000 de millimètre; leur largeur à peu près de 5/100000 de millimètre. Il est donc absolument impossible de les reconnaître à simple vue. Ils sont pour la plupart un peu courbés, quelquefois légèrement brisés à l'un des bouts.

La température de l'eau bouillante détruit, en tout cas, la vitalité des bacilles. Une température de 70° suffit déjà pour affaiblir leur activité. Malheureusement, cette température est trop élevée pour en faire usage contre les bacilles tuberculeux dans le corps de l'homme, sans lui faire un mal sensible. Malgré cela, on l'a essayé; nous en parlerons plus tard.

Aussi les remèdes qui tuent les bactéries, comme l'acide carbonique, l'alcool, l'éther iodoformé, l'éther, le sublimé, le thymol, détruisent

les bacilles tuberculeux si lentement, et seulement dans des concentrations si élevées, que leur
usage n'est pas possible sans danger pour le malade. C'est pourquoi on a dû renoncer à toute
idée de tuer *directement* les bacilles dans le corps
humain.

Deux questions se posent à présent :

1° Comment entre le bacille tuberculeux dans
l'organisme humain ?

2' Dans quelles conditions le bacille tuberculeux, entré dans l'organisme, peut-il produire la
phtisie pulmonaire ?

Dans toutes les recherches des temps anciens et
modernes, on a constaté que le bacille tuberculeux est aspiré avec *l'air*, et c'est *l'air mauvais*
qu'on accuse. Or, l'air est mauvais partout où il
y a des accumulations de personnes, comme dans
les chambres, les casernes, les fabriques. Comme
parmi un certain nombre de personnes réunies,
on trouve toujours des phtisiques, il y a, dans
ces cas, l'occasion d'aspirer les bacilles tuberculeux rejetés par ces phtisiques. Ce n'est donc pas
l'air mauvais par lui-même qui produit la phtisie
pulmonaire, mais la présence de personnes qui
peuvent répandre les bacilles.

Heureusement, les qualités physiques des bacilles tuberculeux sont telles, qu'ils restent pour la plupart attachés au sol; il est plus rare qu'ils soient dispersés dans l'air comme poussière, sans cela la phtisie serait encore plus fréquente qu'elle ne l'est actuellement. Malheureusement, les bacilles sont souvent répandus par la malpropreté des gens qui touchent de leurs doigts des objets sur lesquels se trouvent par hasard des bacilles tuberculeux, et qui ensuite se mettent les doigts dans la bouche et dans le nez. De cette manière, les bacilles peuvent être très facilement introduits dans les *aliments*. Les enfants qui rampent par terre, où peut-être un phtisique a craché, sont surtout exposés aux dangers de la contagion, d'autant plus qu'ils ont la mauvaise habitude de se mettre les objets ou les doigts salis dans la bouche.

D'autre part, l'entrée des bacilles dans les poumons trouve maints obstacles. La voie de la bouche aux poumons est longue et étroite; des protubérances empêchent l'avancement des bacilles. La trachée-artère et les canaux pulmonaires possèdent un mécanisme par lequel de petits corps étrangers, introduits dans les organes, en sont rejetés. En un mot, l'entrée des bacilles dans les poumons n'est pas facile.

Et pourtant, cela n'arrive que trop souvent. Chez quelques personnes, la voie, à partir de la bouche, peut être très large, de manière que les bacilles y pénètrent plus facilement; le mécanisme mentionné plus haut peut être détruit, ou manquer à certains endroits, ou fonctionner mal; cela a lieu après des maladies affaiblissantes qui sont suivies d'une forte toux, comme la rougeole, la coqueluche.

Le bacille tuberculeux peut être aussi introduit dans le corps avec les aliments, comme nous venons de le dire, quoique l'acidité du suc gastrique soit un préservatif puissant contre le danger de la tuberculose.

Il n'est pas encore prouvé que l'absorption du lait de vaches tuberculeuses constitue un danger pour l'homme. Dans tous les cas, il vaut mieux éviter ce lait, surtout si les mamelles des vaches sont tuberculeuses, ou s'il existe des bacilles tuberculeux dans le lait.

L'absorption de la viande peut aussi devenir dangereuse pour l'homme, quoique ce soit rare; surtout l'absorption du foie, des reins et des glandes lymphatiques d'animaux tuberculeux. Il faut remarquer ici que les poulets sont souvent atteints de la tuberculose.

Quant à la question de savoir si un phtisique peut *communiquer* la maladie à son *entourage*, il faut y répondre qu'en général, cela *n'a pas lieu*. Il faut le concours de circonstances particulièrement défavorables pour que la contagion puisse se produire ; telles sont la transmission directe de bacilles tuberculeux dans le corps bien portant, l'adhésion et la multiplication des bacilles, ce qui n'arrive que dans les corps où existe une prédisposition à cette maladie.

La phtisie n'est pas *héréditaire* dans toute l'acception du mot; ce n'est que la *prédisposition naturelle* qui est transmise. Mais, comme alors le danger d'une contagion est grand, la maladie éclate, en général, tôt ou tard.

La pénétration des bacilles dans le corps ne *suffit* pas pour produire la tuberculose. Si les bacilles ne trouvent pas dans le corps le sol propice à leur alimentation et leur multiplication, ils périssent. Il est à présumer que tout homme se trouve quelquefois dans la situation de s'approprier des bacilles tuberculeux. Néanmoins, la phtisie ne se produit que dans certains cas; dans les autres, ils périssent sans laisser de traces.

La prédisposition à la phtisie peut être reconnue, très souvent, par l'aspect extérieur. En général, ces personnes ont la conformation du corps délicate, la peau mince et peu graisseuse, les muscles faibles, le squelette fin, la cage thoracique longue, étroite et déprimée, les régions au-dessus et au-dessous des omoplates aplaties, de larges espaces intercostaux, les bouts des doigts en forme de massue.

En outre, on a constaté que les phtisiques ont *le cœur plus petit*, tandis que le volume des poumons est d'une grandeur anormale.

Il y a un grand nombre de *maladies* qui prédisposent à la phtisie. Ce sont, surtout, les maladies *chroniques*, qui ont pour conséquence inévitable un affaiblissement de l'organisme et un amaigrissement du corps. Il faut compter, parmi ce nombre : le diabète sucré qui dégénère souvent en phtisie pulmonaire; l'anémie, la chlorose, les maladies fiévreuses de longue durée, les fortes suppurations chroniques, la gastrite chronique, des grossesses fréquentes, les maladies consécutives à l'accouchement. Ainsi, on voit souvent des jeunes filles chlorotiques devenir phtisiques, si elles se marient de bonne heure et jouissent pleinement de leur lune de miel. D'autre part, les femmes qui ont chaque année un enfant deviennent facilement phtisiques, si elles vivent dans des conditions défavorables, et si elles ont une prédisposition à la phtisie. Les couches, en général, contribuent à développer cette prédisposition.

Il faut ajouter à ces maladies la rougeole et la coqueluche, ainsi que la fièvre typhoïde, si elle est de longue durée et si la convalescence est lente et incomplète.

Les ouvriers qui travaillent dans la poussière, sont particulièrement exposés à la phtisie pulmonaire. La poussière pénètre dans les poumons, les irrite, les lèse, et prépare ainsi un sol d'alimentation pour les bacilles tuberculeux qui y pénètrent. En général, la poussière métallique est plus dangereuse que la poussière minérale. Les ouvriers qui sont exposés à la poussière animale, tels que les pelletiers, les selliers, les brossiers sont plus disposés à la phtisie que ceux qui exercent leur métier dans un air imprégné de poussière végétale. D'après une statistique, il y a de phtisiques parmi les verriers 80 pour 100, les aiguilliers 70, les tailleurs de limes 02, les tailleurs de pierres, de meules 40, les lithographes, les cigariers, les brossiers, les lapidaires 40·50, les meuniers 10, les charbonniers 1 pour cent.

L'inflammation pulmonaire peut dégénérer en phtisie pulmonaire, quoique ce soit rare.

La *pleurésie* a plus fréquemment cette conséquence. Mais on suppose, et avec raison, que les personnes qui tombent malades de la pleurésie, sont, en général, déjà phtisiques.

Une hémorragie pulmonaire est presque toujours un symptôme que la phtisie existe ou que le danger de l'avoir est imminent.

L'*âge* a une grande influence sur le développement de la phtisie. Elle est très rare de la troisième à la quatrième année; de là, jusqu'à la septième, plus fréquente; le plus souvent, elle se produit de la quinzième à la trentième année, pour diminuer après; dans la vieillesse avancée, elle est de nouveau très rare.

Quant au *sexe*, la différence ne paraît pas être grande.

Une *nourriture insuffisante* et *mauvaise* agit aussi de différentes manières sur le développement de la phtisie.

L'alimentation du nourrisson avec du lait mauvais, du pain, de la bouillie, développe déjà la prédisposition à la phtisie. Si cette nourriture défectueuse continue, les scrofules, symptômes précurseurs de la phtisie, se montrent sûrement.

C'est aussi à cause de la nourriture insuffisante ou peu consistante que nous trouvons plus de phtisiques chez les *pauvres* que chez les riches. Plus le corps est affaibli, plus il devient un sol fertile pour les bacilles tuberculeux qui se multiplient avec une rapidité formidable et détruisent les tissus de l'organisme, devenus sans force et sans résistance.

La *fréquence* de la phtisie augmente donc avec l'*agglomération* des villes; la misère est moins dangereuse à la campagne que dans les grandes cités.

Il est avéré que le *climat* a une influence prépondérante sur le développement de la phtisie pulmonaire. Dans certaines régions hautes, cette maladie n'existe pas ou comme cas exceptionnels. On a fait cette expérience en Suisse et dans d'autres pays montagneux. Les plateaux du Pérou et du Mexique sont entièrement exempts de la phtisie; quelques plaines le sont également, comme l'Islande, les steppes du Kirghiz, la haute Égypte.

Le *climat humide*, avec une température très élevée ou des changements brusques de température accompagnés de vents, favorise la phtisie ; elle est rare, au contraire, dans un climat égal et sec.

Lorsque les bacilles se logent dans les poumons, ils provoquent différents symptômes. Un des plus fréquents est la *toux*. Au commencement de la maladie, une toux courte, légère, claire et souvent sèche se produit.

Lorsque la phtisie pulmonaire se développe, la toux devient plus périodique, le matin après le réveil, l'après-midi après le repas et le soir en se couchant. Dans les intervalles, elle peut manquer ou se montrer rarement. Elle n'est pas sèche alors, mais accompagnée de crachats de qualité différente.

Les bacilles tuberculeux détruisent le tissu pulmonaire et le changent en pus qui est rejeté par la toux. Des cavités grandes ou petites se forment ainsi dans les poumons qui, à la fin, peuvent occuper un plus grand espace que le reste du tissu pulmonaire. Dès que ces cavités existent, la toux devient moins pénible et est accompagnée de fréquents crachats. A la fin de la vie, la toux et les crachats s'arrêtent par suite de l'affaiblissement et de l'épuisement des forces.

Plus les grandes ramifications des poumons, la trachée-artère et le larynx, sont atteints de la maladie, plus la toux devient violente et fréquente. La violence de la toux dépend aussi de l'irrésistibilité plus ou moins grande du malade ou de sa position au lit. S'il est couché sur le côté malade, les crachats seront plus pénibles et la toux augmentera.

La toux est, en général, celui des symptômes qui attire le plus tôt l'attention des malades et de leur entourage. C'est pourquoi la phtisie, dans sa première période, est souvent confondue avec d'autres maladies catarrhales. Néanmoins, il y a des cas exceptionnels, où la toux manque dans la première période, ou bien elle est si insignifiante qu'on n'y fait pas attention. Dans ces cas, un air pâle, une diminution des forces sont pris à tort pour une chlorose ou une anémie, les fièvres qui existent déjà sont mal interprétées et on prend le manque d'appétit et les dérangements de l'estomac pour une affection gastrique jusqu'à ce que tout à coup une hémorragie pulmonaire fait connaître la vraie maladie.

La toux peut devenir si violente qu'elle est accompagnée de vomissements. Malgré cela, beaucoup de phtisiques, avec leur insouciance innée, n'y attachent aucune importance et ne s'inquiètent pas, même en présence des symptômes les plus graves.

Une toux *rauque* est un signe de la maladie du *larynx*.

Beaucoup de phtisiques se plaignent de douleurs et d'élancements entre les omoplates, au-dessous des clavicules, ou de points de côté. Mais les douleurs sont rarement vives, souvent même elles n'existent pas. Malheureusement la plupart des gens ignorent que des destructions considérables des organes intérieurs peuvent avoir lieu sans la moindre douleur.

Les *crachats* des phtisiques, rejetés avec effort, sont peu abondants au commencement, muqueux, glutineux et d'une transparence vitreuse. S'ils sont persistants, ils sont des symptômes suspects d'une phtisie pulmonaire qui se développe. Quelquefois on y voit des vergetures jaunâtres, nettement arrêtées et qui se ramifient parfois.

Plus tard, les crachats deviennent plus purulents et prennent une couleur jaune verdâtre ou gris verdâtre.

A une période plus avancée, les malades rejettent des grumeaux jaunâtres ou jaunes verdâtre qui s'aplatissent dans le crachoir comme des pièces de monnaie.

Ils vont au fond de l'eau, signe de mauvais augure.

Le *sang* se trouve en quantités diverses dans les crachats des malades. Des filets sanguinolents sont sans importance ; ils peuvent se montrer à chaque toux forcée. Mais les crachats de *sang pur* ont une signification grave.

La *quantité* du sang, craché pendant un accès, varie à partir de quelques gouttes qui remplissent à peine une cuiller à café, à des centaines de grammes, même à plus d'un litre. Ce sang est ordinairement rouge-clair, rempli de bulles d'air, spumeux et rejeté en grumeaux coagulés. Parfois l'hémoptysie est précédée d'oppressions, de chaleurs à la tête, de battements de cœur. Quelques malades ont, avant l'hémorragie, un goût douçâtre dans la bouche, chez d'autres l'hémoptysie se produit sans le moindre prodrome.

L'hémoptysie paraît être plus fréquente dans le sexe féminin et en rapport direct avec les *règles*; parce qu'elle se montre chez quelques malades plus fréquemment, tantôt avant, tantôt après, tantôt pendant la période menstruelle, qu'à une autre époque.

Il est très nécessaire que le public sache qu'une hémorragie foudroyante conduit *rarement* à la mort. Les hémorragies mortelles sont toujours précédées d'accès prémonitoires. L'hémoptysie peut se produire à chaque période de la phtisie. Dans quelques cas, elle est particulièrement longue. Parfois, les malades éprouvent même un soulagement après une hémorragie.

Une partie des phtisiques se plaignent souvent de *dysphagies;* celles-ci proviennent d'abcès qui se trouvent à la paroi postérieure du larynx. Chez quelques malades l'*appétit* ne change pas; ils peuvent prendre un repas copieux avec une fièvre de 40°. Au courant de la maladie, l'appétit se perd naturellement, surtout vers la fin.

Les *selles* peuvent être normales : il peut y avoir de la constipation, mais le plus souvent il y a de la diarrhée.

Les selles se montrent parfois au nombre de 12

ou plus par jour ; elles sont remplies, en général, de beaucoup de gaz et sentent mauvais. Elles affaiblissent énormément les malades et accélèrent la fin.

Une des manifestations les plus constantes dans la marche de la phtisie est la *fièvre*. Dans une marche lente, la fièvre est insignifiante et ne consiste que dans une agitation générale du malade qui se produit les après-midi, dans un alourdissement de la tête, un éclat plus vif des yeux, un teint plus animé, une augmentation du pouls. La température monte à 38° C.

En cas de phtisie *galopante*, la fièvre est généralement forte.

La *sueur* est également un signe caractéristique de la phtisie. On sait combien les sueurs nocturnes sont affaiblissantes.

Plus la phtisie fait des progrès, plus le corps des malades *amaigrit* ; tous les tissus participent à cet amaigrissement, particulièrement le tissu *adipeux*. Ce symptôme est d'autant plus significatif, qu'une augmentation continue du poids du malade signifie l'amélioration ou même la guérison. La pesée périodique du corps sera donc un des meilleurs indices pour la marche de la maladie.

La *marche* de la phtisie pulmonaire est très différente. La phtisie galopante conduit à la mort dans deux ou trois mois. La phtisie pulmonaire chronique peut durer des années, des améliorations dans la bonne saison, remplaçant des aggravations pendant l'hiver.

Quant au traitement de la phtisie pulmonaire, en usage jusqu'à présent, l'*hygiène générale* et les mesures de précaution resteront les mêmes.

Quoiqu'il soit possible, dès à présent, de guérir les personnes atteintes de la phtisie pulmonaire, chacun voudra sûrement chercher à s'en préserver. Les règles de précaution, récemment publiées, surtout celles concernant le traitement des crachats des phtisiques, gardent donc leur pleine validité.

Les malades doivent donc continuer à se servir d'un *crachoir* entièrement vide, ou pour être mieux nettoyé, devant avoir le fond couvert d'une légère couche d'eau. Il ne faut admettre dans les crachoirs, ni sable, ni sciure, parce qu'une pulvérisation des bacilles tuberculeux pourrait avoir lieu.

En cas d'accès subit de toux, et pour éviter toute émanation pernicieuse, on doit tenir un mouchoir devant la bouche, s'en servir pour l'essuyer et faire nettoyer le linge immédiatement après.

Comme les restes des crachats peuvent se perdre dans la *barbe*, ou dans les moustaches, il est recommandé aux poitrinaires de porter la barbe courte.

Les *verres*, les *cuillers*, etc., dont les phtisiques se servent, doivent être soigneusement nettoyés dans de l'eau bouillante.

Le phtisique doit éviter, autant que possible, d'*embrasser* d'autres personnes, ou de se *laisser embrasser.* Dans des cas inévitables, il ne faut offrir que le front ou la joue. Il doit éviter également, de porter à sa bouche les objets auxquels d'autres personnes pourraient toucher, surtout les enfants; par exemple: les trompettes pour enfants.

Si un *cas de mort* par la phtisie pulmonaire a lieu, les murs des chambres et des endroits habités par le défunt, doivent être nettoyés en les frottant avec du pain frais; les bacilles seront ainsi enlevés. Les restes du pain qui sont tombés par terre, doivent être enlevés, en nettoyant le plancher à fond, avec du savon, une brosse et de la lessive.

2.

Des meubles rembourrés, des lits, des habits et le linge, doivent être nettoyés dans un établissement désinfectant.

Ces précautions ne doivent pas seulement être prises en cas de maladie, mais même en temps ordinaire, lorsqu'on se porte bien, et par simple mesure d'hygiène.

Ces soins doivent commencer, pour ainsi dire, dès la naissance de l'enfant, en ne le laissant nourrir ni par une mère ni par une nourrice phtisiques. En général, on n'examine les nourrices qu'au point de vue de la syphilis, sans s'inquiéter des scrofules et de la tuberculose.

Une règle de précaution très importante est la surveillance de la *nourriture*. Les abattoirs et les vacheries doivent être mises sous le contrôle de médecins compétents ; la vente de produits provenant de bétails tuberculeux doit être défendue. En premier lieu, cela se rapporte au lait. Les vaches tuberculeuses doivent être exclues des vacheries. Il vaut mieux ne pas se servir du lait cru, parce que le lait bouilli a la même valeur.

La surveillance de la *viande* doit être particulièrement sévère, à cause de la tuberculose animale ; les bœufs, les porcs, les poulets, peuvent en être atteints, les moutons ne le sont pas. Les rapports des enfants entre eux, à l'école et dans les lieux de récréations, doivent être surveillés. Il ne faut pas les laisser aller chez des étrangers, sans s'être informé de l'état de santé de ces personnes.

Il faut bien faire attention à la santé des *domestiques*, qui, souvent, apportent la maladie.

A l'école, le maître doit faire attention que les enfants ne crachent pas sur le plancher ou dans leur mouchoir; s'il est nécessaire, il doit éloigner les enfants malades de l'école. Il doit, avant tout, observer les mêmes règles de précaution envers lui-même.

Le plancher de la chambre doit être nettoyé au moyen d'un torchon humide.

En cas de changement d'appartement, il est recommandé de nettoyer les murs.

Quant aux *communautés*, des mesures doivent être prises pour que chacune d'elles possède, au moins, un appareil de désinfection. Il serait désirable qu'il y en eût dans chaque hôpital, et que les petites communautés se cotisassent pour posséder une voiture de désinfection.

L'*arrosage* des rues doit être aussi surveillé.

L'État et les grandes communautés doivent

construire des établissements pour les phtisiques, si c'est possible, aux environs de la ville, à la campagne, dans une contrée saine.

Le meilleur préservatif contre la phtisie est de s'habituer aux ablutions, aux bains froids. Les bains de rivière et les bains de mer sont, en général, d'un excellent effet; de même les douches froides d'une durée de 20 à 40 secondes. Elles raffermissent la peau, provoquent des inspirations profondes, et deviennent ainsi une gymnastique pour les poumons.

L'effet est encore plus direct par une gymnastique régulière des muscles, qui s'obtient par des exercices du corps, soit promenade à cheval, soit patinage, etc.

Il faut faire attention au maintien des enfants; leur disposition à laisser pencher les épaules trop en avant doit être corrigée en fortifiant les muscles des épaules et du dos au moyen d'haltères et d'exercices appropriés.

Toutes ces mesures seront observées comme par le passé; seulement les remèdes nombreux dont on s'est servi pour guérir la phtisie disparaîtront : entre autres la créosote et le guaïacol, qui était en train de devenir un médicament à la mode.

Les méthodes d'inhalation que les dernières années ont fait naître disparaîtront également; les remèdes contre la toux, les hémorragies, les sueurs, deviendront superflus dans beaucoup de cas.

Pourtant, des hémorragies se produiront encore, parce qu'elles peuvent avoir lieu sans qu'on s'y attende.

Les cures différentes, comme cure de petit-lait, cure de raisin, etc., garderont leur valeur, et les malades fréquenteront toujours les endroits où ils pourront les exercer.

Les propriétaires des établissements spéciaux pour guérir les phtisiques, n'ont pas à craindre qu'ils deviennent superflus.

Au contraire, les personnes qui doivent y être soignées afflueront dans un plus grand nombre, parce qu'elles sont *sûres* maintenant d'être guéries dans un temps déterminé.

LES AUTRES FORMES DE LA TUBERCULOSE

Parmi les autres formes de la tuberculose c'est la *phtisie du larynx* qui, le plus souvent, est en rapport direct avec la phtisie pulmonaire. On suppose que cela a lieu dans un quart des cas.

Au début, on ne peut pas distinguer la phtisie du larynx d'une laryngite ordinaire. Une certaine faiblesse et sensibilité de l'organe, ainsi qu'un enrouement qui se produit facilement, sont des symptômes suspects, mais la phtisie du larynx peut exister très bien sans que le malade ressente le moindre mal.

Les douleurs ne se font sentir que lorsque la tuberculose pulmonaire fait des progrès. Les contours du larynx se dessinent plus nettement sur le cou amaigri ; il y a de la dysphagie ; le malade ressent des douleurs d'oreilles, et les aliments, aussitôt avalés, sont rejetés.

La toux, accompagnée de vomissements, prend un ton creux et aboyant ; les crachats consistent en grumeaux spumeux, muqueux et purulents ; l'haleine est fétide ; la respiration devient bruyante et pénible.

La durée de la phtisie du larynx a une marche parallèle à celle de la phtisie pulmonaire. Si celle-ci prend un développement rapide, les destructions du larynx par les bacilles tuberculeux font de grands progrès et *vice versa*. On a observé dans des cas isolés, que, si la phtisie pulmonaire ne montre aucun symptôme saillant, la maladie du larynx peut durer des années, tantôt s'aggravant, tantôt s'améliorant, tantôt restant stationnaire, jusqu'à ce que, sous des influences souvent insignifiantes, elle reprenne sa marche en avant et amène une fin rapide et inattendue.

Peu de cas de phtisie laryngée ont pu être complètement guéris, jusqu'à présent. On croyait arriver à une guérison, au moyen de cautérisations. Ce traitement sera dorénavant inutile, mais les malades devront toujours éviter l'air imprégné de

poussière, passer l'hiver dans le midi, et se for-
tifier par tous les moyens possibles.

La *tuberculose de la langue* se produit rarement ;
quand elle existe, le malade est presque toujours
atteint de tuberculose pulmonaire. La tuberculose de la langue est parfois accompagnée d'abcès
tuberculeux à la lèvre et à l'anus. Elle forme de
petits abcès qui se trouvent sur les bords, plus
rarement sur le dos de la langue. Ces abcès sont
de la grosseur d'une lentille à peu près ; ils restent souvent stationnaires pendant des mois.
Quelquefois ils sont douloureux, mais modé-
rément. C'est surtout le sexe masculin qui est
atteint de tuberculose de la langue.

Pour traiter cette maladie, on a enlevé les parties malades, en les coupant ; ce traitement sera
sûrement simplifié.

Dans la *tuberculose du nez* les symptômes sont
les mêmes que dans l'occlusion du nez. Dès que
des abcès se forment, la secrétion nasale devient
purulente et sent mauvais. Si la maladie est négli-
gée, l'écoulement devient sanguinolent et fétide.

On a traité la tuberculose du nez, en cautéri-
sant les parties ulcérées.

La tuberculose de l'intestin ou la phtisie de l'in-

testin se trouve surtout chez *les enfants*. L'aspect de ces enfants est caractéristique. Leurs membres sont amaigris et mous ; la figure ridée et vieillotte forme un contraste frappant avec le ventre considérablement dilaté (ventre de grenouille). Il devient tendu comme un tambour par suite d'une accumulation de gaz dans le canal intestinal. Beaucoup de ces enfants ont péri d'un amaigrissement et épuisement progressifs.

Il ne sera probablement pas possible de guérir, à l'avenir, tous les enfants atteints de cette maladie, car, en général, ils ne peuvent résister à toutes les influences extérieures.

La tuberculose de l'intestin se manifeste chez les adultes par des diarrhées, difficiles à arrêter. Elles sont causées par de nombreux abcès dans l'intestin que les bacilles tuberculeux y produisent.

La tuberculose du cerveau et des méninges atteint également avec prédilection les enfants. On n'a pas encore fait des essais pour savoir s'il sera possible de guérir l'*inflammation des membranes du cerveau*, atteintes de tuberculose.

Le résultat ne se fera sûrement pas attendre longtemps.

Nous soumettons cette maladie à un examen détaillé pour que le médecin puisse, alors, intervenir à temps. Beaucoup de personnes la connaîtront sous le nom d'*Hydrocéphalie aiguë*.

Les enfants de deux à sept ans sont atteints de cette terrible maladie. Les indices précurseurs sont particuliers et nombreux. Deux à trois semaines avant de voir éclater la maladie, il se produit un amaigrissement qui épargne presque entièrement le visage, de sorte qu'on. ne remarque aucun changement si les enfants sont habillés. Les mères et les domestiques s'en aperçoivent, bien entendu ; ce qui les inquiète surtout, c'est que les côtes se dessinent nettement. Une pâleur légère de la figure s'y joint, ainsi qu'un éclat singulier des yeux. Les enfants perdent leur gaieté et leur vivacité naturelles. Ils dorment plus qu'à l'ordinaire, renoncent à leurs jeux favoris, deviennent moroses et timides envers leur entourage et pleurent sans la moindre cause.

Ils évitent tout ce qui nécessite un effort, par exemple, grimper sur une chaise, etc. Des garçons qui ne supportaient pas la moindre taquinerie de leurs camarades, qui se battaient et se défendaient aussi longtemps que leurs forces leur permettaient, s'en vont furtivement et en pleurant. D'autres enfants deviennent très affectueux, embrassant continuellement leurs parents et sont inconsolables s'ils les quittent.

Chez les enfants qui vont à l'école, le maître observe une distraction et une indifférence extraordinaires; ils apprennent plus difficilement par cœur et récitent leurs leçons en bégayant. Les enfants dorment beaucoup dans la journée, tandis que le sommeil de la nuit est moins profond. Ils se jettent d'un côté et de l'autre, font des rêves inquiétants et poussent des cris plaintifs.

L'appétit diminue souvent, ils sont pris par une envie subite de manger des choses excitantes, et puis ils y touchent à peine.

La soif n'a pas augmenté, la sécrétion urinaire a diminué un peu, l'urine montre un dépôt semblable à de la brique pilée.

Les enfants sont en général constipés, mais la diarrhée peut aussi avoir lieu. Elle existe surtout chez les petits enfants qui sont encore à leur première dentition.

Les enfants, même plus âgés, n'éprouvent jamais des *maux de tête*, le vertige et une marche chancelante sont plus fréquents. Mais ils se plaignent souvent de douleurs au ventre, augmentant par la pression.

La fièvre n'a pas lieu, mais elle peut se produire.

Tous ces symptômes augmentent, ensemble ou isolément, les enfants s'alitent et la *véritable maladie du cerveau* se développe.

Les principaux symptômes sont alors : Vomissement, constipation, pouls lent, respiration irrégulière, température élevée de la peau, bas-ventre retracté, mal à la tête, grande agitation alternant avec sommeil léthargique, troubles cérébraux et immobilité des membres.

Les *vomissements* existent presque toujours et se produisent de bonne heure. La durée en est variable. Quelques enfants ne vomissent qu'un jour ou pendant quelques jours, et pas même tout ce qu'ils ont mangé. D'autres vomissent du commencement de la maladie jusqu'à la mort presque sans interruption, et il n'y a pas d'aliment qui ne soit rendu immédiatement. Il est à remarquer que les vomissements ne se reproduisent pas quand ils se sont arrêtés pendant vingt-quatre heures.

La *manière de vomir* est très importante pour

reconnaître la maladie. Tandis qu'un enfant qui souffre d'un dérangement d'estomac est tourmenté avant les vomissements par des maux de cœur avec sensation de strangulation et des sueurs froides, les enfants atteints d'*hydrocéphalie aiguë* vomissent sans présenter tous ces symptômes initiaux, comme s'ils avaient la bouche remplie d'eau qu'ils rejetaient immédiatement après.

Les vomissements sont facilités si on soulève les enfants ou si on les couche sur le côté. Ils cessent aussi longtemps que l'estomac est vide.

Il n'y a jamais de *bile* dans ce qui est vomi. Un autre symptôme marquant est la *constipation;* les trois quarts au moins des enfants en souffrent. Les purgatifs restent sans effet, ils sont rendus en partie. Cette constipation ne dure pas jusqu'à la mort; à une période avancée de la maladie, quelques selles peu consistantes ont lieu avec ou sans purgatif. De fortes diarrhées produites par la tuberculose de l'intestin, peuvent même s'arrêter en cas d'hydrocéphalie aiguë; mais, par la suite, les selles redeviennent liquides et d'une odeur cadavérique.

Vers la fin de la maladie, les enfants ne peuvent plus uriner, le médecin doit alors user de la sonde.

L'appétit ne disparaît pas complètement. Les enfants n'ont aucune envie de manger, mais on arrive sans difficulté à leur faire prendre du lait ou du bouillon, ce qui est étonnant, parce qu'ils vomissent immédiatement après.

La fièvre est très forte en général. La température de la tête, surtout du front, reste très élevée jusqu'au moment de la mort, tandis que les pieds ont une tendance à se refroidir.

Dans beaucoup de cas, le *pouls* est caractéristique. Les pulsations augmentent au commencement de la maladie pour diminuer après plusieurs jours. Leur nombre peut descendre jusqu'à 40-60 (la normale est de 90-100), mais elles varient d'heure en heure. On peut compter, dans vingt-quatre heures, tantôt 40, tantôt 60, tantôt 80 pulsations. Le pouls monte 1-3 jours avant la mort, et si rapidement qu'on ne peut plus le compter ; il peut arriver à 180 et 200 battements par minute. Si la diminution du pouls est suivie par cette augmentation, on peut prédire une mort prochaine.

Les changements dans la *respiration* sont très

importants. Au commencement de la maladie, elle est normale, à l'exception des cas où la tuberculose a fait de grands progrès dans les poumons et où il existe une forte fièvre. La respiration devient alors très accélérée ; l'hydrocéphalie aiguë la rend plus lente et irrégulière. Les enfants respirent tantôt 15 fois, tantôt 30 fois, tantôt 20 fois par minute ; tantôt les inspirations sont faibles, agrandissent à peine la cage thoracique et se font sans le moindre bruit ; tantôt ce sont des soupirs profonds. Quelquefois la respiration cesse complètement pendant dix secondes ou plus. Si, peu de temps avant la mort, le pouls prend l'accélération mentionnée plus haut, les inspirations deviennent également plus fréquentes. Au commencement, la peau est *moite*, en général ; on observe aussi de fortes sueurs à la tête. Avec l'augmentation de la maladie, la peau devient sèche, dure, s'écaille ; une sueur abondante, la sueur de la mort, ne se produit qu'avec l'accélération du pouls qui amène la fin.

Le *mal de tête* est aussi un symptôme important de la maladie. Il marque la première période, commence avec les vomissements et monte bientôt à un si haut degré que les enfants d'un certain âge pleurent et se plaignent continuellement ; les plus jeunes portent leurs petites mains à la tête, se tirent les oreilles et les cheveux et jettent la tête d'un côté et d'autre.

Ces manifestations de douleur durent aussi longtemps que les enfant gardent la conscience. Ils n'indiquent aucun endroit du crâne, mais si on les interroge à ce sujet, ils montrent le front. Les petits enfants posent la main sur le vertex et la retirent ; ces mouvements automatiques sont également causés par des douleurs à la tête.

Les *douleurs du ventre* sont très fréquentes chez les enfants plus âgés, surtout dans la région de l'estomac. Ces douleurs augmentent à la moindre pression et peuvent devenir si fortes que les malades poussent un cri dès qu'on les touche. D'ailleurs, ces douleurs ne durent pas aussi longtemps que celles de la tête ; elles cessent souvent subitement et reviennent ensuite.

La forme du *bas-ventre* est très caractéristique. Si les vomissements, la constipation et les symptômes de l'hydrocéphalie aiguë ont duré quelque temps, le bas-ventre devient de plus en plus petit, plus plissé et s'affaisse jusqu'à ce qu'il

prenne une forme naviculaire, et, par une pression légère, on peut sentir distinctement l'artère
iliaque sur la colonne vertébrale.

Ce rétrécissement du bas-ventre ne manque
dans aucune inflammation des membranes du
cerveau atteintes de tuberculose.

Si la *grande fontanelle* n'est pas encore fermée,
elle se bombe en même temps que la maladie
fait des progrès.

Des troubles de l'intelligence se produisent de
bonne heure ; nous les avons indiqués en par-
lant des indices précurseurs de la maladie. Ce
qui saute le plus aux yeux, c'est le regard fixe et
égaré, l'humeur morose, un manque d'intérêt
complet pour les personnes et les choses ; le délire se manifeste plus tard, mais il est calme.

Un *cri plaintif et fort*, se répétant à de longs
intervalles, est un des symptômes habituels de la
maladie. Les enfants répètent souvent, des nuits
entières, les mêmes plaintes et les accompagnent
de gros soupirs. Ces symptômes, d'une grande
excitation, très pénibles pour les parents, ne durent heureusement pas plus de six à huit jours ;
ils sont suivis d'un profond *assoupissement*.

Si les enfants tombent dans cet assoupissement,

ils y restent généralement jusqu'à la mort. Quelquefois l'assoupissement alterne avec le délire ; mais il prédomine presque toujours.

Les *crampes* se manifestent tardivement. Les accès sont très espacés au commencement ; trois ou quatre jours s'écoulent d'un accès à l'autre. Mais, habituellement, elles se répètent plus souvent et peuvent, dans des cas particuliers, durer des heures entières. Toutes les extrémités sont atteintes de ces crampes ; les yeux rougissent, roulent en différentes directions et se fixent en haut, de sorte qu'on n'en voit que le blanc. Après quelques minutes, parfois après deux ou trois heures, ces crampes générales cessent ; les enfants, très pâles, tombent dans un sommeil profond, et un aggravement considérable de l'état général se manifeste.

Les *crampes locales* attaquent les muscles, surtout ceux de la figure. Elles se manifestent par des contorsions de la lèvre supérieure, un rictus convulsif et des mouvements particuliers de succion. On observe tardivement un *strabisme* qui peut disparaître.

Le *grincement des dents* est un symptôme particulier. Aux *bras*, on observe tantôt une plus grande mobilité automatique, tantôt des contractions convulsives, tantôt un tremblement partiel, tantôt des soubresauts des tendons.

Les *jambes* sont moins atteintes par les crampes que les bras ; elles se trouvent habituellement à moitié courbées, dans un état paralytique.

Les *muscles de la nuque et du dos* sont fortement contractés : les enfants rejettent alors la tête en arrière, si on les relève ou les couche sur le côté.

La plupart des malades montrent une sensibilité extrême et des manifestations de douleur au moindre attouchement. Cette sensibilité se change en anesthésie aux périodes plus avancées de la maladie. On peut alors les pincer, piquer, déplacer sans la moindre précaution, ils n'y opposent aucune résistance et manifestent ce qui leur reste de sensation par de faibles plaintes. Cette anesthésie se montre surtout à l'œil ; on peut y toucher sans que la paupière se ferme.

L'*ouïe* persiste assez longtemps ; l'*odorat* et le *goût* ne se perdent que vers la fin.

C'est aussi vers la fin de la maladie que les *paralysies* se produisent. Dans quelques cas le bras et la jambe d'un côté sont paralysés. On observe souvent la paralysie de la paupière supérieure, qui tombe, et quelquefois celle d'un côté de la figure, avec participation des muscles de la langue.

La mort survient presque toujours après des crampes violentes qui peuvent durer des heures entières. C'est par exception que la paralysie augmentant peut l'amener sans agonie. La *durée* de la maladie est de deux-quatre semaines à partir du moment où les vrais symptômes se manifestent.

Les méthodes de traitement naturelles n'ont pas eu de résultats jusqu'à présent. Tous les enfants atteints de cette terrible maladie sont morts. Koch n'a pas encore pu faire d'essais pour savoir s'il pourrait obtenir, par sa nouvelle méthode, la guérison de l'hydrocéphalie aiguë.

Outre cette tuberculose des membranes du cerveau chez les enfants, il y a une *tuberculose du cerveau*, qui est plus rare. Cette tuberculose se présente sous la forme de petits abcès qui peuvent exister dans différentes parties du cerveau.

Si la tuberculose du cerveau dure quelque temps, l'inflammation des membranes se produit fréquemment.

La marche de cette maladie est différente. Dans

quelques cas, le développement d'une tuberculose du cerveau se manifeste par une forte fièvre et de violents maux de tête; il s'y joint diminution du pouls, vomissement, immobilité de la nuque et des paralysies isolées; quelquefois un accès de crampes ouvre la scène. Dans d'autres cas, les symptômes particuliers sont si peu sensibles qu'on ne peut pas se prononcer sur la maladie; néanmoins, on observe chez les jeunes enfants des accès de crampes plus fréquents que chez les adultes.

L'état général de la nutrition reste mauvais pendant la durée de la maladie; çà et là, une amélioration peut se produire.

L'*issue* de la tuberculose du cerveau a toujours été la *mort*; le traitement était insuffisant, jusqu'à présent; espérons qu'il sera possible d'obtenir une guérison par la méthode Koch.

La *tuberculose des reins* se trouve du premier âge jusqu'à un âge très avancé. Le sexe masculin en est atteint le plus souvent à l'âge moyen.

Dans la plupart des cas, il y a en même temps la tuberculose dans d'autres organes, principalement à l'appareil urinaire et sexuel. Mais il n'est pas nécessaire que la phtisie pulmonaire et la tuberculose intestinales y soient jointes.

Les symptômes de la tuberculose des reins sont si vagues qu'il n'est pas possible de reconnaître la maladie. Dans beaucoup de cas, ce sera plus facile par la méthode Koch.

L'*urine* peut contenir du pus et du sang ; quelquefois on y trouve de petits corpuscules. Le malade éprouve rarement des *douleurs* dans les reins, la fièvre ne paraît jamais manquer à la longue.

La maladie dure des mois et des années ; l'issue unique est la mort, qui se fait attendre quelquefois pendant une dizaine d'années. Le traitement interne des reins reste impuissant ; en recourant au traitement chirurgical, on a eu de meilleurs résultats. Avec la méthode Koch, on ne s'en servira probablement que dans des cas exceptionnels. La tuberculose des *capsules surrénales* est très rare. Elle produit un changement singulier du teint, qui devient brun foncé ou d'une couleur bronzée. Dans ce cas, la mort ne se fait pas attendre.

Peut-être la méthode Koch donnera quelques éclaircissements sur les fonctions des capsules surrénales, qui sont inconnues jusqu'à présent. La tuberculose des *os* et des *articulations* occupe une grande place dans les affections tuberculeuses. Ces maladies se manifestent surtout dans l'enfance, quoiqu'elles n'épargnent pas non plus l'âge adulte. Elles peuvent se produire dans toutes les parties du corps, mais elles ont une prédilection pour certaines parties. Les bacilles tuberculeux, quelque petits qu'ils soient, possèdent le pouvoir de changer les os et les articulations en pus et d'y produire la plus violente inflammation.

Les maladies tuberculeuses des os se trouvent le plus souvent à l'articulation coxo-fémorale, au genou et à la colonne vertébrale.

L'inflammation tuberculeuse de *l'articulation* coxo-fémorale est une maladie de l'enfance, mais elle se manifeste rarement avant la troisième année; on la trouve le plus souvent de la cinquième à la dixième année. Le développement en est lent et les symptômes menaçants ne se montrent qu'après quelques mois. Le premier est la *coxalgie;* aussi c'est sous ce nom que la maladie est connue dans le public.

Au début de l'affection, il n'existe pas de symptômes pouvant la faire deviner; la tuberculose de l'articulation ne se reconnaît d'une façon définitive qu'à l'apparition de la coxalgie. La *douleur* ne se manifeste que quelques semaines, et même quelques mois après la coxalgie.

Les enfants de quatre à cinq ans désignent la hanche comme siège de douleurs, quelquefois aussi le genou du côté malade. Cette douleur au genou a donné lieu à des méprises.

A une période ultérieure, la douleur de l'articulation coxo-fémorale se manifeste à la pression et, en même temps, les mouvements deviennent impossibles.

La jambe prend une position particulière, la cuisse se courbe légèrement et tourne en dehors. L'enfant prend l'habitude d'abaisser la moitié du bassin, qui répond à l'articulation coxo-fémorale malade et relève naturellement celle du côté opposé.

Ainsi une déviation de la colonne vertébrale lombaire a lieu, mais elle n'est qu'*apparente*, car si l'enfant est couché et la position défectueuse de la cuisse rétablie, cette déviation est supprimée. Au courant de la maladie, la douleur augmente, et la sensibilité peut devenir telle que le moindre mouvement de l'articulation, même l'ébranlement du lit, produit une douleur intense. La possibilité de marcher cesse entièrement.

L'extrême sensibilité de l'articulation malade oblige les enfants à faire prendre à la jambe une position intermédiaire entre la flexion et l'extension, ou à se coucher sur le côté sain.

Le vrai danger de l'inflammation tuberculeuse de l'articulation coxo-fémorale commence au moment où l'enfant doit s'aliter. L'issue mortelle a lieu, presque sans exception, après la *suppuration*, très rarement avant. Le temps qui s'écoule entre l'apparition de la suppuration et la mort est plus ou moins long selon les cas.

Prise *au début*, la guérison de la maladie offre des chances de succès.

Tout à fait au début, c'est le *repos* qui est le plus important. On fera bien également de faire prendre à l'enfant une *nourriture* fortifiante et abondante au possible.

Dans les autres périodes de la maladie où la suppuration à l'intérieur de l'articulation coxo-fémorale a pris une telle extension, que des morceaux entiers de l'os malade se nécrosent, on a eu recours, jusqu'aujourd'hui, à une opération, en ouvrant l'articulation et en enlevant soigneusement tout ce qui était malade. On sera forcé de recourir toujours à cette opération, avec la différence toutefois que le succès sera plus *sûr* qu'autrefois, où elle était souvent suivie de rechutes.

L'inflammation de l'articulation du genou atteinte de la tuberculose est, comme nous venons de le dire, très fréquente chez les enfants. Elle commence également par une légère coxalgie, sans qu'on remarque le moindre changement au genou malade. Mais, si on l'examine et qu'on le compare au genou sain, on s'aperçoit que les deux sillons que l'on observe aux côtés de la rotule, quand la jambe est dans l'extension, ont disparu, ou tout au moins sont plus bas qu'à l'autre genou. Les troubles dans la mobilité peuvent être si insignifiants que les enfants boitent des semaines et des mois sans se plaindre d'une douleur quelconque. On n'appelle habituellement le médecin que lorsque l'enfant ressent de la douleur à la suite du gonflement du membre.

L'articulation du genou s'est arrondie uniformément et elle devient très sensible à la pression.

Si, à ce moment, le traitement nécessaire n'a pas lieu, le malade peut se traîner encore quelques mois, jusqu'à ce que l'intensité de la douleur articulaire le force de s'aliter; aussi, l'articulation se courbe de plus en plus. Des points douloureux se montrent dans quelques parties de l'articulation : au côté interne ou externe ou au creux poplité. La peau devient rouge, suppure après quelques mois et donne issue à un pus liquide mêlé de grumeaux.

Les douleurs diminuent, l'état général s'améliore ; mais cette amélioration n'est pas de longue durée ; un nouvel abcès se forme, puis un autre, et ainsi de suite.

Ces symptômes peuvent durer deux, trois années ; l'état général a été fortement ébranlé. L'enfant ; autrefois fort et bien portant, est devenu pâle et maigre ; l'ouverture des abcès est souvent accompagnée ou suivie de fièvre qui épuise le malade ; il perd l'appétit ; la digestion devient mauvaise ; des diarrhées s'y joignent et l'amaigrissement augmente de semaine en semaine. Arrivée à cette période, la maladie peut encore s'amender, quoique ce soit rare ; habituellement, elle progresse et amène la mort par épuisement.

En cas de guérison, la sécrétion du pus diminue, les ouvertures des fistules se rétrécissent, l'état général s'améliore, l'appétit revient, etc. A la fin, les fistules guérissent et les angles de l'articulation redeviennent apparents ; l'articulation est déviée ou tordue, mais la douleur disparaît et le malade est sauvé, quoiqu'avec une jambe raide.

La maladie peut durer deux à quatre années.

Le traitement qu'on a suivi jusqu'à présent est général et local.

Le traitement général a pour but de relever les forces et d'améliorer l'état nutritif; l'un et l'autre continueront à l'avenir.

Le traitement local consistait jusqu'à présent dans l'application d'onguents, de teinture d'iode, de vésicatoires, de glace, de cataplasmes, de bandages enveloppant l'articulation. Mais le plus important était le repos.

Si le traitement n'aboutissait à aucune amélioration, on mettait un appareil plâtré autour du membre malade, qui pouvait être remplacé par un appareil léger composé d'attelles.

Si, malgré cela, une aggravation se produisait, il ne restait d'autre ressource que d'enlever les parties malades par la voie opératoire ou d'amputer le membre.

Traitée par la méthode Koch, une guérison

complète de cette maladie est facile à obtenir.

On n'aura recours à l'opération que dans des cas exceptionnels.

A côté de l'articulation voxo-fémorale et celle du genou, c'est la *colonne vertébrale* qui est le plus souvent atteinte de *tuberculose*. C'est aussi le jeune âge, à partir de la troisième année, qui en souffre. La maladie s'observe rarement chez les adultes et alors elle est la manifestation partielle de tuberculose générale.

Les bacilles tuberculeux pénètrent dans le corps des vertèbres, les détruisent et les changent en pus. Les vertèbres détruites s'affaissent ; il se produit une déviation ou plutôt une incurvation de la colonne vertébrale, une *bosse*.

Les symptômes de cette maladie sont d'abord indécis et trompeurs. Les enfants malades se plaignent rarement de douleurs ; on observe seulement qu'ils sont facilement fatigués en marchant ou en restant debout, qu'ils s'appuient avec les mains sur les chaises et d'autres objets, pour soulager la colonne vertébrale. Basée sur des symptômes si minimes, la maladie ne peut, naturellement, être reconnue.

Ce n'est qu'au moment où la bosse commence

à se développer qu'on peut être sûr d'une inflammation de la colonne vertébrale, atteinte de tuberculose.

Alors, deux symptômes caractéristiques, causés par des douleurs à la colonne vertébrale malade, apparaissent. L'enfant malade s'appuie, étant debout, avec les mains sur les cuisses et transmet ainsi une partie du poids du tronc directement sur les extrémités inférieures, il évite de pencher la colonne vertébrale en avant. Ce ménagement des vertèbres malades se manifeste au moment où l'enfant veut relever un objet. Tandis que celui qui est bien portant se penche librement en avant, l'enfant malade s'accroupit et tient, en fléchissant la hanche et le genou, la colonne vertébrale aussi droite que possible. Quelquefois l'enfant malade éprouve une douleur, si on le touche à la colonne vertébrale. Mais c'est un symptôme individuel.

Il ne faut pas confondre la bosse, qui est une suite de l'inflammation de la colonne vertébrale, avec celle qui est produite par le rachitisme. La déviation due au rachitisme est en général plus uniforme; aussi, elle se montre de la première à la quatrième année, tandis que l'inflammation de la colonne vertébrale atteinte de tuberculose ne se manifeste pas avant la quatrième année. Enfin, le rachitisme produit peu de suppuration, tandis qu'elle a toujours lieu en cas d'inflammation de la colonne vertébrale atteinte de tuberculose.

Ces suppurations ont de la tendance à gagner les parties inférieures des vertèbres ; elles sont serpigineuses. Elles ne peuvent être examinées que lorsqu'elles s'approchent de la surface du corps ; la température fiévreuse qui augmente le soir est le seul indice qui permette de supposer qu'un commencement de suppuration existe. A ce moment, il n'y a pas de forte fièvre ; la température s'élève à 38-38, 0° c., et ces augmentations minimes peuvent même manquer.

Dès que la peau est atteinte de la suppuration, qui se trouve d'abord dans une couche profonde, une rougeur progressive se produit, suivie d'un ramollissement indiquant la présence du pus. Quand le pus s'est fait jour à l'extérieur, il peut se produire en cas d'antisepsie insuffisante de la plaie, une ulcération profonde de la grande cavité purulente, qui amène rapidement la mort.

Dans d'autres cas, il se forme une fistule d'où le pus s'écoule continuellement. De petites esquilles détachées des vertèbres peuvent être rejetées avec le pus.

Par suite de l'affaissement des vertèbres atteintes de suppuration, il peut se produire une compression et une contusion de la moelle épinière. Abstraction faite de douleurs variées, on peut également observer des paralysies.

Le diagnostic de l'inflammation de la colonne vertébrale atteinte de tuberculose a été jusqu'à présent difficile à établir. On a sauvé, par le traitement chirurgical actuel, un plus grand nombre de malades qu'autrefois, où tous les cas arrivés à la période de suppuration étaient mortels. Mais la déviation de la colonne vertébrale ne pourra jamais être évitée ni par ce traitement, ni par celui de *Koch*; il n'existe rien qui puisse rendre une forme normale à des vertèbres détruites.

Mais l'application de la méthode Koch diminuera la mortalité et augmentera le nombre des guérisons complètes. On avait traité cette inflammation en ouvrant les abcès et en les traitant antiseptiquement. D'autre part, on faisait usage d'appareils mécaniques et de corsets pour la guérison naturelle; ces appareils pour aider auront toujours leur valeur.

La *dartre rongeante* (lupus) doit être comptée parmi les maladies produites par le bacille tuberculeux.

La dartre rongeante commence ou par une tache bleu rougeâtre qui ne dépasse pas beaucoup le niveau de la peau, et qui s'y perd insensiblement, ou par une minime élévation de la peau, aux contours nettement délimités, peu calleuse, de couleur rouge foncée, et de la grosseur d'une tête d'épingle ou d'un grain de millet. Si la dartre rongeante commence avec des taches, les parties de la peau atteintes gonflent de plus en plus.

Il se produit pendant le développement de la maladie de petits nodules autour desquels le mal s'étend de plus en plus.

Tandis que la dartre rongeante prend ainsi de l'extension et forme toujours de nouveaux foyers de maladie, on observe une desquamation, uniforme au dessus de chaque nodule.

Après une durée plus ou moins longue, elle est remplacée par l'atrophie et le détachement de l'épiderme dans toute son épaisseur et par de la suppuration, ce qui change la dartre rongeante en un ulcère couvert de croûtes brun sale et contenant un liquide incolore.

Les ulcères ont une forme variée, pour la plupart irrégulière ; les bords ne sont pas droits, le fond est plat, rempli de pus et de débris de tissus.

Ils sont habituellement entourés d'une aréole faiblement rouge. Ces ulcères se cicatrisent peu à peu, en formant des cicatrices blanches, irrégulières et peu saillantes, où de nouveaux nodules peuvent se produire.

La dartre rongeante se trouve le plus souvent à la figure et principalement au nez. Quelquefois, on ne peut la reconnaître que par une inflammation et un gonflement de la muqueuse, et une rougeur de la membrane pituitaire. Les narines sont bouchées par une petite croûte qui, après être arrachée, est remplacée par une croûte plus épaisse et qui recouvre un abcès qui s'est formé avec plus de rapidité à la muqueuse nasale qu'à la membrane pituitaire. La maladie prend, quelquefois, une marche si rapide, que le médecin ne voit le malade que lorsq'une grande partie des ailes du nez ou de la membrane pituitaire est détruite, et des abcès profonds se sont formés sous la croûte. On voit habituellement naître, au niveau de ces abcès, de nouveaux nodules de la dartre rongeante ; la membrane pituitaire résiste, en général, plus longtemps au mal et se trouve encore intacte, lorsque la membrane des ailes du nez est déjà rongée.

Il n'est pas rare que la dartre atteigne la muqueuse du palais et des gencives.

Elle montre les mêmes symptômes aux lèvres qu'au nez. La lèvre supérieure, surtout, est très épaissie et couverte d'abcès si la maladie dure quelque temps. L'orifice buccal peut même être rétréci par les abcès et les cicatrices qui se forment autour de cet orifice.

Si la maladie s'étend à la paupière supérieure, la conjonctive est, en général, fortement gonflée et rouge. Le mal se développe surtout à l'angle interne, détruit l'entrée du canal lacrymal, et, de là, les nodosités se propagent à la conjonctive. Peu à peu des tuberculisations se montrent à la cornée et causent des troubles dans la vue.

La dartre rongeante produit, en général, dès le commencement, aux autres parties de la figure, de petits nodules de la grosseur d'un grain de millet, qui se multiplient et s'étendent. La peau gonfle entre ces nodules, et il se forme, sur un fond dur, enflé, brillant, des abcès irréguliers qui sont couverts de croûtes brun foncé. On remarque, entre ces abcès, aux bords desquels de nouveaux nodules se forment, quelques places blanchâtres enfoncées, ou épaissies et saillantes de tisssu ino-dulaire, sur lequel se développent très souvent de nouveaux nodules.

La dartre rongeante se développe au cou, à la nuque, au dos, à la poitrine et aux membres, et prend le plus souvent, alors, une forme sinueuse, c'est-à-dire qu'il se produit des épaississements de la peau, prenant une forme circulaire et se changeant en autant d'abcès, entre lesquels on remarque des surfaces cicatrisées, blanchâtres, avec de nouveaux petits nodules rouges.

On trouve la dartre rongeante plus souvent aux membres qu'au tronc. Dans ces cas, elle repose sur une surface cutanée, tendre, brillante, avec une base épaisse.

On a observé quelquefois aux doigts et aux orteils, particulièrement au-dessus des articula-tions, de profonds ulcères dus à la dartre ron-geante, qui, çà et là, pénètrent dans l'intérieur des articulations, y secrètent un pus blanchâtre et sont couverts de croûtes épaisses.

Les abcès de la dartre rongeante sont, comme ceux de la syphilis, ronds et munis de bords nettement arrêtés ; mais ils sont, en même temps, aplatis, peu douloureux ou pas du tout, avec bord et fond flasques, rouges, proliférant et saignant facilement. Les abcès syphilitiques sont, au contraire, très douloureux ; le bord et le fond sont lardacés.

La dartre rongeante ne se montre jamais au début que sous la forme de petits nodules de la grosseur d'une tête d'épingle ou d'une lentille, profondément situés dans la peau. La syphilis produit de grands nodules facilement appréciables au toucher. La nécrose des os du nez, la perforation de la cavité palatine sont des symptômes fréquents dans la syphilis et rares dans la dartre rongeante.

Mais tous ces signes caractéristiques, pour distinguer ces deux maladies, ne se rapportent qu'à des cas typiques. En général, une distinction est presque impossible.

Quant à la marche de la dartre rongeante, elle commence au premier âge, elle se développe rarement après la puberté. Quelquefois, elle ne produit que de petits nodules isolés qui disparaissent avec le temps ; dans d'autres cas, il y a une nouvelle poussée qui produit des abcès vastes et dangereux. Mais, en général, la marche de la dartre rongeante, même quand elle prend une grande extension, est bénigne. Il n'y a de danger que si l'*érysipèle* s'y joint, ou si la *phthisie pulmonaire* se produit. Dans des cas très rares, le *cancer* s'est développé à la suite de la dartre rongeante qui a alors un dénouement mortel.

Le traitement de cette maladie était surtout *local*. On se servait de remèdes caustiques pour détruire diversement les nodules ; on avait aussi recours au grattage de la dartre rongeante.

D'après nos expériences, le meilleur traitement est de couper la place malade ; mais comme la dartre rongeante se répand généralement en surface, ce traitement n'est que limité. Aussi, il n'a pas été possible, jusqu'à présent, d'enlever toutes les parties malades, parce qu'il y a beaucoup de nodules qui restent invisibles et qui donnent lieu à d'autres extensions de la maladie en surface.

La méthode Koch aura dans ce cas ceci de bon

qu'elle mettra au jour tous les nodules invisibles et, en peu de temps, une guérison pourra sûrement être obtenue, même dans des cas qui passaient pour inguérissables jusqu'à présent. C'est dans cette forme de la tuberculose qu'on pourra suivre exactement la marche des résultats obtenus par la nouvelle méthode.

La *tuberculose* des *testicules* n'est pas rare ; elle est à peu près de 2 et demi pour 100 chez tous les hommes atteints de la phthisie pulmonaire. Elle est plus rare chez les enfants.

Dans les cas de prédisposition à cette maladie, les causes sont des inflammations de nature différente, ou une lésion des parties malades. La maladie se produit rarement sans une cause connue.

Les symptômes sont différents, selon la place où la maladie commence, et ne se développent en général que lentement. Il n'y a des changements sensibles que si la tuberculose devient *chronique*, ou suivie de suppurations. Dans ces cas, s'il n'y a pas d'arrêt, une tuberculose générale éclate et amène la mort.

Selon le temps pendant lequel ces changements se produisent, on distingue une tuberculose des testicules chronique et galopante; la première est plus fréquente, la dernière plus rare.

Le traitement était jusqu'à présent chirurgical, en enlevant soigneusement les parties malades. Dans tous les cas un changement *radical* du traitement actuel se fera par la méthode Koch.

Enfin, nous devons également nous occuper ici de la maladie des enfants connue sous le nom de *scrofule*. Car quoiqu'elle ne soit pas une forme proprement dite de la tuberculose, scrofule et tuberculose ne font qu'un : l'une n'est que trop souvent le prélude de l'autre.

Les différentes maladies scrofuleuses, telles que : inflammation des yeux, maladies des oreilles, de la peau, catharres du nez, de l'arrière-bouche et catarrhes bronchiques, inflammations articulaires, suppurations ne sont pas produites par les bacilles tuberculeux. Mais ceux-ci trouvent ici un excellent sol nourricier pour naître et se multiplier; aussi ils en profitent et ne développent que trop souvent la tuberculose.

La scrofule est une des maladies les plus fréquentes, répandue sur tout le globe terrestre. Elle est plus rare dans les tropiques que dans le nord; puis, elle est plus fréquente dans un climat froid et humide que dans un climat sec. L'état du sol n'a aucune influence sur le développement de cette maladie. On la trouve aussi bien dans les montagnes que dans les plaines.

C'est surtout l'enfance qui est atteinte de scrofule, de la deuxième à la quinzième année ; le sexe n'a aucune influence sur son développement. Dans beaucoup de cas, elle est *héréditaire ;* les causes en sont : âge très avancé, parenté proche et faiblesse de constitution des parents. C'est surtout la tuberculose et la syphilis, existants chez eux, qui transmettent à l'enfant le germe de la scrofule.

Dans la plupart des cas elle est acquise. La pauvreté et un mauvais état hygiénique en favorisent le développement. C'est surtout, d'après tous les savants, la *nourriture*, principalement pendant les premières années, qui exerce une influence prédominante.

C'est surtout lorsqu'on adjoint, pendant le premier mois, au lait de la mère les préparations farineuses, les bouillies. etc., que l'on expose l'enfant à la scrofule ; il en est de même, lorsque, dans les mois suivants, on remplace le lait par le pain, les légumes, etc.

Puis, le développement de la scrofule est favo-
risé par un air *mauvais* et *humide* et par les *soins
insuffisants* de la peau. Souvent elle se développe
à la suite de la rougeole, de la fièvre scarlatine,
de la diphtérie, de la coqueluche.

Les adversaires de la vaccination y voient souvent une cause de la scrofule, mais cette hypo-
tèse n'est pas prouvée jusqu'à présent. Les manifestations scrofuleuses s'observent sur tout le
corps.

La *peau* est souvent le siège des maladies scrofuleuses ; elles se trouvent surtout à la tête et à
la figure. La dartre est une des formes les plus
fréquentes ; son siège favori est le cuir chevelu,
la figure, le conduit auditif, les paupières et les
régions du nez.

Il se développe quelquefois sous la peau des
abcès nombreux qui, ou bien se font jour à
l'extérieur, ou se transforment en une masse
caséeuse.

Parmi les muqueuses, c'est la muqueuse pituitaire qui est atteinte le plus souvent sous la
forme de catarrhe chronique. La muqueuse devient alors rouge, s'épaissit et secrète un liquide
abondant, épais, purulent, sanieux, et séchant

facilement. Les parties extérieures du nez sont souvent gonflées et les narines bouchées par des croûtes épaisses jaune verdâtre. Par l'écoulement de ce liquide, des inflammations se produisent sur la peau.

Dans d'autres cas, la maladie se manifeste par des abcès scrofuleux à la muqueuse pituitaire. On trouve, dans ces cas, le nez bouché par des croûtes nombreuses brun jaunâtre; après les avoir enlevées, la muqueuse est enflée, un peu rouge ; en quelques endroits on trouve des abcès de la grosseur d'une lentille recouverts d'une pellicule gris jaunâtre. Au moindre attouchement, il se produit un saignement de nez ; aussi, les parties nasales extérieures sont souvent enflées et rouges. Dans ces cas, l'érysipèle de la face éclate souvent et se répand de la muqueuse pituitaire sur toute la figure. Cet érysipèle se répète fréquemment.

Ce catarrhe scrofuleux est souvent persistant et récidive.

En même temps que la muqueuse pituitaire, celle de *l'arrière-bouche* est malade. Elle est rouge, enflée ; les ganglions lymphatiques, surtout à la paroi postérieure de l'arrière-bouche, s'hypertrophient et forment des abcès de la grosseur d'un pois. Les glandes s'enflamment aussi souvent et s'hypertrophient à la suite des inflammations chroniques répétées.

Les *inflammations des oreilles* sont une manifestation habituelle de la scrofule. Elles se font le plus souvent à la suite des catarrhes du nez et de l'arrière-bouche, par l'intermédiaire de la trompe d'Eustache qui met l'oreille en communication avec l'arrière-bouche. Dans la plupart des cas, ces inflammations occasionnent la perforation de la membrane du tympan et peuvent être suivies d'inflammations mortelles des membranes du cerveau.

L'*œil* est aussi fréquemment atteint de scrofule. Les épaississements des bords de la paupière, les inflammations chroniques de ses glandes sont les symptômes les plus légers. Des pustules sur la conjonctive et sur la cornée accompagnées de photophobie, blépharospasme, et épiphora, sont les symptômes graves qu'on observe si souvent dans la scrofule et qui laissent fréquemment des taches opaques et inguérissables sur la cornée.

L'hypertrophie des *glandes* a toujours compté parmi les symptômes caractéristiques de la scrofule. Elle n'est que la suite des maladies de la muqueuse pituitaire et de celle de l'arrière-bouche, de la dartre du cuir chevelu, de la figure, d'inflammations des oreilles, des yeux du périoste, des os, etc. Le gonflement glandulaire est au début sans douleur, et amène des tumeurs plates de la grosseur d'une noisette qui glissent sous le doigt; ces gonflements peuvent exister des années, sans éprouver le moindre changement. Ils augmentent si la maladie prend de l'extension et peuvent atteindre ainsi une grosseur considérable. Quelques glandes s'enflamment parfois, deviennent douloureuses à la pression et produisent un abcès qui s'ouvre après l'inflammation et la rougeur de la peau.

Ces abcès peuvent guérir en quelques jours. Dans la plupart des cas, ils existent pendant des mois, même pendant des années et forment ces cicatrices gonflées, anguleuses, indélibiles que tout le monde connaît.

L'inflammation du périoste et des os appartient aux symptômes marquants de la scrofule. Le *spina-ventosa* est le plus fréquent; il consiste dans un gonflement progressif et indolore des os malades, principalement des doigts et des orteils, de sorte qu'ils prennent une forme de massue. La peau qui couvre cette tumeur est pâle et tendue. La tumeur peut rétrograder peu à peu ou aboutir à la suppuration. En outre, il existe des inflammations de l'articulation coxo-fémorale et de celle du genou, du pied et du coude, des vertèbres, etc.; c'est justement dans ces maladies des os où la distinction entre la scrofule et la tuberculose est presque impossible.

L'*anémie générale*, si souvent jointe à la scrofule, n'est qu'une *suite* de la maladie et pas un symptôme. L'alimentation générale en souffre le plus dans les cas de forte suppuration des articulations et des os.

La scrofule est une maladie chronique. Dans beaucoup de cas, elle aboutit à la guérison, après quelques mois, si les cas sont légers ; après quelques années, s'ils sont graves. La scrofule au plus haut degré peut durer jusqu'à la puberté et se terminer alors par une guérison complète.

Le dénouement mortel peut être la suite des maladies scrofuleuses des os, des articulations, des glandes, et on ne saurait nier qu'un grand nombre d'enfants périssent de cette manière. Cette issue mortelle peut aussi être amenée par une maladie concomitante, comme l'inflammation pulmonaire, la pleurésie, le catarrhe intestinal, etc.

Comme mesure de précaution contre la scrofule, une réglementation soigneuse de l'alimentation est recommandée. Il faut que les enfants soient nourris pendant les premiers neuf mois exclusivement de lait de femme. Si la scrofule est héréditaire dans une famille, ou si la mère des enfants en montre des symptômes, il faut donner une nourrice bien portante à l'enfant. On n'aura recours à l'alimentation artificielle que s'il est impossible de le nourrir avec du lait de femme. Il faut alors choisir le lait de vache aussi bon que possible. Tous ces remèdes pour remplacer le lait comme farine pour enfant, lait concentré, etc., contribuent à développer la scrofule.

Il faut nourrir les enfants de 1 2 ans avec du lait, de la viande et des œufs. Ce n'est qu'aux enfants d'une forte constitution, et chez lesquels il n'y a pas trace de scrofule, qu'on pourra ajouter à cette nourriture, 1-2 fois par jour et en petite quantité, du riz, du tapioca, du sagou, des légumes frais, etc.

Pour préserver l'enfant de la scrofule, il est nécessaire de ne pas lui donner, dans les premières années, la nourriture des grandes personnes; il faut éviter toute nourriture consistante et la donner sous forme de bouillie. Bien entendu, les repas doivent être réglés et toute surcharge de l'estomac doit être soigneusement évitée.

Les bonnes conditions de l'existence ne sont pas moins importantes pour un traitement favorable de la scrofule.

Au premier rang, c'est un *air pur, imprégné d'oxygène*. C'est pourquoi un séjour au bord de la mer est recommandé aux enfants scrofuleux. Ils doivent y rester jusqu'à ce que les symptômes de la scrofule disparaissent et que l'état général se soit amélioré.

On vante partout les résultats favorables obtenus dans les stations pour les enfants scrofuleux (colonies de vacances) au bord de la mer.

L'air des montagnes produit le même effet favorable, surtout accompagné de *bains d'eau salée.*

L'air frais de la campagne est également bienfaisant pour les enfants scrofuleux. Il ne faut choisir, sous ce rapport, que des contrées et des habitations qui sont *très sèches.* Les enfants doivent rester, autant que possible, *dehors.*

Puis la *gymnastique* et des *ablutions froides* sont une hygiène excellente pour les enfants scrofuleux. On commence avec une température d'eau de 18° R., et on descend peu à peu jusqu'à l'eau fraîche de source. On ne saurait dire jusqu'à quel point la méthode Koch pourra remplacer, dans la scrofule, les remèdes qui sont actuellement en usage.

Les essais ne sont pas encore faits. Dans tous les cas, il sera possible d'empêcher le passage si dangereux de la scrofule à la tuberculose, et de conserver ainsi un grand nombre de personnes à la vie.

Tous ceux qui, par cet exposé, se sont rendu compte du grand nombre de maladies et de manifestations qui sont en rapport direct ou indirect avec la tuberculose, comprendront l'importance de la découverte de Koch. Ils sauront que la phtisie pulmonaire ne forme qu'une partie très grande, il est vrai, de la tuberculose, et qu'il y a, à côté d'elle, une quantité de maladies dont l'issue était mortelle jusqu'à présent. Espérons qu'elles seront *guéries* par la méthode Koch. Mais il faut, avant tout, que chacun se rende compte que le résultat du traitement est plus sûr au *début* de la maladie, et qu'il ne faut pas laisser passer le moment propice pour la guérison ; sans cela, il pourrait être *trop tard*. Chacun pourra reconnaître, par les communications détaillées de ces pages, les symptômes des maladies qui peuvent être guéries par la méthode Koch, et il vaut mieux faire usage du remède une fois de trop qu'une fois de moins.

Koch vient de faire des communications (1) sur sa méthode de traitement de la tuberculose, que nous allons exposer telles qu'il les a faites. Mais, comme ces communications sont écrites pour les médecins, il y aura, à la fin, les explications nécessaires pour les mettre à la portée de tout le monde.

(1) *Revue médicale allemande*, hebdomadaire. Édition extraordinaire du 13 nov. 1890.

COMMUNICATIONS SUR LE REMÈDE CONTRE LA TUBERCULOSE

Par le Professeur *Robert Koch*, de Berlin (1).

Dans une communication adressée il y a quelques mois au Congrès International de médecine de Berlin, j'ai mentionné un remède susceptible de rendre des animaux sains réfractaires aux suites des inoculations du bacille de la tuberculose, susceptible aussi d'enrayer le processus tuberculeux, chez les animaux déjà contaminés.

Dans l'intervalle, ce remède a fait l'objet d'expériences sur l'homme dont je vais rendre compte dans les lignes qui vont suivre.

A proprement dire, mon intention était d'achever complètement mes recherches et notamment d'acquérir une expérience suffisante concernant l'emploi du remède dans la pratique, et concernant sa préparation en grand, avant d'en dire

(1) Traduction textuelle du travail original paru in « *Deutsche medicinische Wochenschrift* », numéro supplémentaire du 13 novembre 1899.

quelque chose au public. Mais malgré toutes les précautions prises, trop de choses ont déjà transpiré dans le public, et cela sous une forme exagérée et dénaturée, de telle sorte que pour prévenir des erreurs, il me paraît commandé de donner de l'état actuel de la chose un exposé propre à orienter les esprits. Bien entendu qu'en l'état des circonstances, cet exposé ne pourra être que concis, et maintes questions importantes restent encore en suspens.

Les recherches ont été faites sous ma direction par MM. les D{}^{rs} A. Libbertz et E. Pfuhl, et elles sont encore en partie en voie d'achèvement.

Les malades nécessaires à ces recherches ont été mis à notre disposition par M. le D{}^r Brieger, qui les a tirés de sa policlinique, par M. le D{}^r W. Lévy, qui les a tirés de sa clinique chirurgicale privée, par M. le conseiller intime Fraentzel et par M. le D{}^r R. Kœhler, de l'hôpital de la Charité, par M. le conseiller intime von Bergmann, directeur de la clinique chirurgicale de l'Université. Je désire exprimer mes plus profonds remerciements à tous ces messieurs, ainsi qu'à leurs assistants, qui ont prêté leur aide dans le cours de ces recherches; je désire les remercier à cette place pour le vif intérêt qu'ils ont prêté à la chose, et pour les provenances désintéressées qu'ils m'ont témoignées. Sans ces concours multiples, il ne m'eût pas été possible de mener si loin, en quelques mois, ces recherches difficiles et pleines de responsabilité.

Je ne puis pas encore donner ici d'indications sur la provenance et la préparation de mon remède, mes travaux n'étant pas encore terminés ; je me vois obligé d'ajourner ces renseignements à une communication ultérieure (1).

Le remède est constitué par un liquide limpide, brunâtre, qui se conserve de lui-même, c'est-à-dire sans précautions spéciales. Pour l'usage, ce liquide doit être plus ou moins dilué, et les dilutions, quand elles sont préparées avec de l'eau distillée, sont sujettes à s'altérer ; il s'y développe bientôt des végétations bactériennes,

(1) Les médecins qui seraient désireux d'instituer dès maintenant des recherches avec le remède, peuvent se le procurer en s'adressant à M. le Dr Libbertz (Berlin. N. W. Lüneburgerstrasse, 23 II) qui s'est chargé de sa préparation sous ma direction et avec le concours de M. le Dr Pfuhl. Toutefois je dois faire remarquer que l'approvisionnement n'est actuellement que très faible, et que, dans quelques semaines seulement, on disposera de quantités plus importantes.

6.

elles deviennent troubles et ne peuvent plus servir. Pour éviter ces altérations, il faut stériliser les dilutions au moyen de la chaleur, et les conserver dans des flacons obturés avec de l'ouate, ou, ce qui est plus commode, les préparer avec une solution de phénol à 5 0/0. Toutefois, il semble que l'échauffement répété, aussi bien que le mélange avec une solution de phénol, portent atteinte à l'action du remède, au bout d'un certain temps, surtout dans les solutions très diluées ; c'est pourquoi je me suis toujours servi de solutions aussi fraîches que possible.

Le remède est sans action quand il est administré par la voie stomacale ; il faut l'injecter sous la peau, pour obtenir des effets sûrs. Dans nos recherches, nous nous sommes servis exclusivement, pour ces injections, de la seringue imaginée par moi pour les travaux de bactériologie ; cette seringue est munie d'un petit ballon en caoutchouc et elle n'a pas de piston. Il est facile de maintenir une pareille seringue à l'état aseptique, en la lavant avec de l'alcool absolu, et c'est à cette circonstance que nous attribuons d'avoir pu pratiquer plus de mille injections sous-cutanées, sans qu'un seul abcès soit survenu.

Comme lieu d'application, nous avons choisi, après quelques essais faits sur d'aûtres régions, la peau du dos, dans la partie comprise entre les omoplates et dans la région lombaire, car les injections pratiquées dans ces deux régions développent le moins de réaction locale, voire même pas de réaction du tout en thèse générale, et elles sont presque indolores.

Pour ce qui concerne l'action du remède chez l'homme, il s'est fait voir, dès le début des expériences, qu'à un point de vue très important l'homme oppose une réaction essentiellement différente de celle de l'animal communément utilisé pour les expériences du laboratoire, le cobaye. Il y a donc là une nouvelle confirmation de la règle qu'on ne saurait trop faire pénétrer dans les esprits, comme quoi il n'est pas permis de conclure, sans plus ample informé, de l'expérimentation sur les animaux à une réaction semblable chez l'homme.

Donc l'homme s'est révélé comme étant beaucoup plus sensible à l'action du remède que le cobaye.

On peut injecter dans la peau d'un cobaye sain jusqu'à deux centimètres cubes, et même plus, du liquide non dilué, sans que l'animal soit influencé d'une façon appréciable.

Par contre, il suffit d'en injecter 0,25, c'est-à-dire un quart de centimètre cube à un homme adulte bien portant, pour produire des effets intenses. En calculant d'après le poids corporel, on peut donc dire que chez l'homme on obtient des effets très intenses avec la 1/1500 partie de la quantité qui ne produit pas encore des effets appréciables chez le cobaye.

J'ai observé sur ma propre personne les symptômes qui se manifestent après injection de 0,25 à un homme, à la suite d'une injection pratiquée au bras ; voici en peu de mots quels ont été les symptômes : Trois à quatre heures après l'injection, tiraillements dans les membres, prostration, tendance à tousser, difficulté pour respirer, symptômes qui se sont exaspérés rapidement. Dans la cinquième heure, est survenu un frisson violent, qui a duré presque une heure ; en même temps, nausées, vomissements, élévation de la température corporelle jusqu'à 39°,6 ; au au bout de douze heures environ, toutes les manifestations se sont mises à disparaître, la température s'est abaissée, et le lendemain elle atteignait de nouveau le niveau normal ; une sensation de lourdeur dans les membres et de la prostration ont persisté pendant plusieurs jours ; durant le même temps, le lieu de l'injection est resté un peu douloureux et rouge.

La limite inférieure d'action du remède chez l'homme sain correspond environ à la dose de 10,1 (un dixième) de centimètre cube (représentant un centimètre cube de la solution diluée au centième), ainsi qu'il résulte de nombreuses expériences. La plupart des sujets ne réagissent à cette dose que par de légères douleurs dans les membres et par une prostration de courte durée. Chez quelques-uns il s'est produit en outre une légère élévation de température, allant jusqu'à 38° ou un peu au-dessus.

Si, eu égard à la dose (calculée d'après le poids corporel) il existe une différence très importante entre l'animal en expérience et l'homme, il se manifeste, par contre, une assez grande concordance pour ce qui concerne d'autres propriétés.

La plus importante de ces propriétés réside dans l'*action spécifique du remède sur les processus tuberculeux de toute espèce*.

Je n'exposerai pas ici la manière dont l'animal

se comporte à ce point de vue, cela m'entraînerait trop loin ; je veux m'occuper sans retard de la manière tout à fait remarquable dont les choses se passent chez l'homme tuberculeux.

Ainsi que nous l'avons vu, l'homme sain ne réagit pas du tout ou d'une manière insignifiante à une injection de 0,01 centimètre cube. Il en est de même, ainsi que l'ont fait voir de nombreux essais, chez des malades de notre espèce, à condition qu'ils ne soient pas tuberculeux. Les choses se passent tout autrement chez les tuberculeux ; quand on injecte à ceux-ci la même dose (0,01 c. c.) (1), il se produit à la fois une réaction générale intense et une réaction locale.

La réaction générale consiste dans un accès de fièvre, qui le plus souvent débute par un frisson, puis la température interne s'élève au-dessus de 30°, souvent jusqu'à 40° et même 41° ; en même temps surviennent des douleurs dans les membres,

(1) Chez les enfants dont l'âge était compris entre 3 et 5 ans, nous avons injecté un dixième de cette dose, c'est-à-dire 0,001, et chez les enfants très débiles seulement 0,0005, et nous avons obtenu ainsi une réaction très énergique, mais qui n'avait rien d'inquiétant.

de la toux, une grande prostration, souvent des nausées et des vomissements. Quelquefois on a observé une légère teinte ictérique, dans quelques cas aussi, l'apparition d'un exanthème rubéoliforme sur la poitrine et le cou. L'accès débute en règle générale 4 ou 5 heures après l'injection et dure de 12 à 15 heures. Exceptionnellement il peut commencer plus tard, et alors il évolue avec une intensité moindre. Les malades ne ressentent, du fait de l'accès, qu'une atteinte manifestement faible, et sitôt l'accès passé, ils se sentent relativement bien à l'aise, habituellement mieux qu'avant.

La réaction locale peut être observée au mieux sur les malades dont l'affection superficielle se prête bien à l'inspection directe, par exemple chez les malades affectés d'un lupus.

Chez ceux-là on voit survenir des modifications qui montrent d'une façon surprenante l'action spécifique antituberculeuse du remède. Quelques heures après qu'on a pratiqué une injection dans la peau du dos, par conséquent en un point très éloigné du siège de la région tégumentaire malade de la face, etc., les foyers de lupus commencent à se tuméfier et à s'hyperhémier, et cela déjà avant le frisson, manifestation initiale de l'accès.

Pendant la durée de la fièvre, la tuméfaction et la rougeur augmentent de plus en plus ; finalement, elles peuvent atteindre un degré tout à fait considérable, de telle sorte que par places le tissu pathologique devient d'un rouge brunâtre, et nécrosique. Aux foyers de lupus plus nettement circonscrits, la zone fortement tuméfiée et colorée en rouge brun était souvent entourée d'une lisière blanchâtre, de près d'un centimètre de largeur, qui elle-même était de nouveau enveloppée par un large anneau d'une teinte rouge très vive. Une fois la fièvre tombée, la tuméfaction des foyers de lupus diminue progressivement, de telle sorte qu'au bout de deux ou trois jours elle a complètement disparu. Les foyers de lupus eux-mêmes se sont recouverts de croûtes provenant d'une sérosité transsudée et qui s'est desséchée à l'air; les croûtes en lesquelles ils se transforment tombent au bout de deux ou trois semaines, et parfois déjà après une seule injection elles laissent à leur suite une cicatrice rouge et lisse. Mais habituellement il faut plusieurs injections pour obtenir la disparition totale du tissu lupique ; il sera question de cela plus tard. Un détail qui doit être mis spécialement en relief, à propos de ce processus, c'est que les modifications susdites sont strictement limitées aux parties de la peau envahies par le lupus ; même les nodosités les plus petites et les moins apparentes, celles qui sont cachées dans le tissu cicatriciel proprement dit, au sein duquel ces modifications se sont produites, ne subit aucun changement.

L'observation d'un malade affecté du lupus et traité par le remède est si instructive et si convaincante pour ce qui concerne la nature spécifique du remède, que toute personne désireuse d'en faire l'étude devra autant que possible faire porter ses premières recherches sur des malades affectés du lupus.

Moins frappantes mais néanmoins très appréciables à l'inspection et au toucher sont les réactions locales qu'on observe dans les cas de tuberculose des ganglions lymphatiques, des os et des jointures, etc.; il se produit, dans ces cas, de la tuméfaction, une exacerbation de l'endolorissement ainsi que la rougeur, dans les parties superficielles accessibles à l'inspection.

Par contre, la réaction qui se produit dans les

organes internes, notamment dans les poumons, échappe à l'observation, à moins qu'on ne veuille rapporter à une réaction locale l'exagération de la toux et de l'expectoration qu'on observe à la suite des premières injections chez les sujets malades de la poitrine. Dans ces cas, la réaction générale l'emporte. Il faut admettre néanmoins qu'il se produit des modifications analogues à celles qu'on observe dans les cas de lupus.

Les phénomènes réactionnels qui viennent d'être décrits se sont manifestés d'une façon constante à la suite d'une injection de 0,01 centimètre cube, quand l'organisme du sujet était le siège d'un processus tuberculeux quelconque; aussi je ne crois pas aller trop loin, en admettant que désormais le remède constituera une ressource diagnostique indispensable. Il permettra de diagnostiquer les cas douteux de phtisie commençante, même alors qu'on ne réussit pas à obtenir des renseignements certains sur la nature de l'affection, par la recherche des bacilles ou des fibres élastiques dans les crachats. Les affections ganglionnaires, des tuberculoses osseuses latentes, des tuberculoses cutanées douteuses et autres affections similaires seront facilement et sûrement reconnues comme telles. Dans des cas de tuberculose des poumons et des jointures, ayant terminé en apparence leur évolution, il sera facile d'établir si le processus morbide est effectivement parvenu à sa fin, s'il ne subsiste pas encore quelques foyers isolés, d'où la maladie pourrait de nouveau partir comme d'une étincelle couvant sous les cendres, pour étendre ses ravages tout à l'entour.

Mais l'action curative du remède est bien plus importante que l'est sa signification diagnostique.

Dans la description des modifications qu'une injection sous-cutanée du remède détermine dans les régions tégumentaires envahies par le lupus, il a déjà été mentionné que lorsqu'une fois la tuméfaction et la rougeur des tissus pathologiques sont en décroissance, ceux-ci ne reviennent pas à leur état primitif, mais sont plus ou moins détruits et en voie de disparition. En certains points, ce résultat, comme le montre la simple inspection, est dû à ce que déjà, après une simple injection suffisante, le tissu pathologique se mortifie et se trouve éliminé dans la suite à l'état de tissu mortifié.

En d'autres points, il semble qu'il se produise plutôt une disparition ou une sorte de fonte du tissu, qui, pour être complète, exige l'application réitérée du remède. Présentement on ne peut pas dire d'une façon exacte de quelle manière s'effectue au juste ce processus, faute des recherches histologiques indispensables. Une chose est bien établie, c'est qu'il ne s'agit point d'une destruction des bacilles de la tuberculose contenus dans le tissu ; seul, le tissu qui loge les bacilles de la tuberculose est atteint par l'action du remède. Ainsi qu'en témoignent la tuméfaction et la rougeur, ce tissu est envahi par des troubles circulatoires prononcés, avec lesquels coïncident ostensiblement des altérations profondes de la nutrition, qui entraînent la mortification du tissu plus ou moins rapidement et profondément, suivant la manière dont on fait agir le remède.

Donc, pour le répéter encore une fois en termes brefs, le remède n'anéantit pas la vitalité des bacilles de la tuberculose, mais celle du tissu tuberculeux. Par là même se trouve indiquée d'une façon précise la limite jusqu'à laquelle s'étend l'action du remède. Celui-ci est seulement en état d'influencer le tissu tuberculeux vivant; il est sans action sur les tissus déjà frappés de mort, par exemple sur des masses caséeuses, sur des os nécrosés, etc., et de même sur des tissus déjà frappés de mort par le remède. De telles masses de tissu mortifié peuvent encore loger des bacilles tuberculeux vivants, qui peuvent être éliminés avec le tissu nécrosé, mais qui peuvent aussi, dans certaines circonstances spéciales, immigrer dans les tissus avoisinants, encore doués de vie.

Il faut précisément tenir soigneusement compte de cette propriété du remède, si l'on veut tirer un parti exact de son action curative. Il faut donc chercher d'abord à obtenir la mortification du tissu tuberculeux encore vivant, afin de mettre en œuvre tout ce qui est nécessaire pour éliminer le tissu frappé de mort, par exemple moyennant une intervention chirurgicale consécutive. Mais là où la chose n'est pas possible, là où l'élimination peut se faire lentement, par un effort spontané de l'organisme, il faut que, pendant toute la durée d'emploi du remède, le tissu vivant menacé soit protégé contre l'immigration des parasites.

De ce que le remède ne détruit la vitalité que du seul tissu tuberculeux et n'agit que sur les tissus vivants, on peut s'expliquer d'une façon naturelle un autre caractère particulier du remède, qui est de pouvoir être administré à doses rapidement croissantes.

D'abord ce phénomène pouvait être interprété comme reposant sur l'accoutumance. Mais lorsqu'une fois on sait que l'accroissement de la dose peut être poussé en l'espace d'environ trois semaines au cinq centuple de la dose initiale, on ne saurait plus mettre la chose sur le compte de l'accoutumance, car nous ne connaissons rien d'analogue, d'une adaptation si étendue et si rapide à un remède d'une grande activité.

On s'expliquera plutôt ce phénomène, en admettant qu'au début il existe beaucoup de tissu tuberculeux vivant, et que dès lors une petite quantité de substance active suffit pour provoquer une forte réaction ; mais chaque injection fait disparaître une certaine quantité du tissu apte à réagir, et, par suite, des doses de plus en plus grandes sont nécessaires pour obtenir le même degré de réaction que primitivement.

A côté de cela, il peut s'établir une accoutumance dans une certaine mesure. Sitôt que le tuberculeux est traité par des doses suffisamment croissantes pour qu'il ne réagisse plus que faiblement comme un sujet non tuberculeux, il est bien permis d'admettre que tout le tissu tuberculeux susceptible de réagir est frappé de mort. Dès lors il n'y aura plus qu'à poursuivre le traitement par l'administration de doses lentement croissantes, et en faisant des interruptions, pour préserver le malade d'une nouvelle infection, aussi longtemps que des bacilles subsistent dans son organisme.

C'est l'avenir qui devra nous enseigner si cette conception et les conclusions qui s'y rattachent sont exactes. Provisoirement elles m'ont servi de point de repère pour fixer le mode d'emploi du remède, qui dans nos recherches s'est effectué de la façon suivante.

Pour débuter par le cas le plus simple, par celui qui a trait au lupus, je dirai que, chez presque tous les sujets affectés de ce mal, nous avons d'emblée injecté la dose entière de 0.01 c. c., puis nous avons laissé passer la phase de la réaction, et au bout de une ou deux semaines nous avons de nouveau injecté 0 01 c. c., poursuivant ainsi, jusqu'à ce que la réaction, devenant de plus en plus faible, cessât finalement de se produire. Chez deux malades affectés d'un lupus de la face, les foyers de lupus ont été, de cette façon, amenés à disparaître moyennant trois et quatre injections ; les autres malades affectés de lupus présentent une amélioration en rapport avec la durée du traitement. Chez tous ces malades, l'affection datait déjà de plusieurs années, et tous avaient été soumis sans succès à des traitements variés.

Des tuberculoses ganglionnaires, osseuses, articulaires ont été traitées d'une façon absolument analogue, en ce sens qu'on a également employé des doses fortes du remède échelonnées à de longs intervalles. Le résultat a été le même que dans les cas de lupus : guérison rapide, dans les cas récents et légers, amélioration lentement progressive dans les cas graves.

Les choses se présentent un peu différemment chez la masse principale de nos malades, chez les phtisiques. Les malades avec tuberculose pulmonaire très prononcée sont plus sensibles au remède que les sujets atteints d'une affection tuberculeuse chirurgicale. Il nous a fallu diminuer la dose de 0,01 cent. c., administrée d'abord aux phtisiques et reconnue trop forte pour eux ; nous avons trouvé que ces malades réagissent encore à une dose de 0,002, voire de 0,001 cent. c., mais que, en partant de ces doses initiales minima, il faut plus ou moins rapidement remonter aux mêmes quantités que celles qui sont bien tolérées par les autres catégories de malades. En thèse générale nous avons procédé de la façon suivante : on injectait d'abord au phtisique 0,001 cent. c., et lorsque consécutivement il survenait une élévation de la température corporelle, on injectait de nouveau quotidiennement la même dose, jusqu'à ce qu'il ne se produisît plus de réaction ; alors seulement on portait la dose à 0,002, jusqu'à ce que cette quantité également fût supportée sans réaction, et ainsi de suite, en augmentant de 0,002 jusqu'à 0,01, et au-delà.

Cette prudente manière de procéder me paraissait commandée surtout chez les malades en état de grande faiblesse. Quand on procède de la façon qui vient d'être décrite, on arrive facilement à ce résultat, que le malade parvient à supporter des doses très élevées du remède presque sans élévation de température.

Quelques phtisiques dont les forces étaient relativement bien conservées ont été d'emblée traités par de fortes doses, ou par des doses faibles d'abord, mais rapidement croissantes, et il a semblé alors que le résultat favorable était obtenu d'autant plus rapidement. D'une façon générale l'action du remède, chez les phtisiques, se manifestait de la façon suivante : la toux et l'expectoration augmentaient habituellement un peu, après les premières injections, puis diminuaient de plus en plus, pour disparaître complètement ; en outre les crachats perdaient leur caractère purulent et devenaient muqueux. Le nombre des bacilles (on n'a utilisé, pour ces recherches, que des malades ayant des bacilles dans leurs crachats) ne diminuait habituellement que lorsque déjà les crachats avaient pris un aspect muqueux. Puis ils disparaissaient complètement pour un temps; mais on les rencontrait de nouveau par intervalles, jusqu'à ce que l'expectoration fût complètement tarie. En même temps les sueurs nocturnes cessaient, et les malades gagnaient en poids corporel. Les malades venus en traitement au stade initial de la phtisie ont été débarrassés de tous les symptômes morbides en l'espace de quatre ou six semaines, de telle sorte qu'on pouvait les considérer comme étant guéris. Même des malades porteurs de cavernes pas très volumineuses ont été considérablement améliorés et presque guéris. Ce n'est que chez les phtisiques dont les poumons étaient creusés de nombreuses et vastes cavernes, qu'on n'a pu constater aucune amélioration objective, quoique l'expectoration diminuât également chez eux, et quoique l'état subjectif s'améliorât. D'après ces résultats je suis porté à admettre que la *phtisie au début peut être guérie sûrement au moyen du remède* (1). Cela s'applique également en partie aux cas qui ne sont pas encore très avancés.

Quant aux phtisiques avec cavernes volumineuses, chez lesquels existent le plus souvent des complications dues, par exemple, à la pénétra-

(1) Il y a lieu d'apporter une certaine restriction à cette proposition en ce sens qu'à l'heure actuelle nous ne disposons pas encore et nous ne pouvons pas encore disposer d'observations autorisant un jugement définitif sur la question de savoir si la guérison est durable. Il va de soi que la possibilité des récidives ne saurait être exclue provisoirement. Toutefois il est permis d'admettre qu'elles seront supprimées aussi facilement et aussi rapidement que le premier accès.

D'autre part il serait possible que, par analogie avec ce qui se passe pour d'autres maladies infectieuses, les malades une fois guéris conservent une immunité durable, mais cette question reste pendante jusqu'à plus ample informé.

tion, dans les cavernes, d'autres microorganismes pyogènes, à des altérations pathologiques irréparables siégeant dans d'autres organes, etc., ces malades-là ne retireront qu'exceptionnellement une utilité durable de l'emploi de ce remède. Il est vrai que dans la plupart des cas, les malades de cette catégorie ont éprouvé une amélioration passagère. Il faut conclure de là que chez eux également le processus originel, la tuberculose, a été influencé par le remède de la même façon que les autres malades, il faut en conclure qu'habituellement l'insuccès ne tient qu'à l'impossibilité d'obtenir l'élimination des masses de tissu nécrosé et des produits suppuratifs secondaires. Involontairement, on en vient à se demander si, en combinant le nouveau traitement avec des opérations chirurgicales (à l'instar de ce qui se passe dans l'opération de l'empyème), ou avec d'autres facteurs curatifs, il n'y aurait pas moyen de porter remède même à ces maladies graves. D'une façon générale, je crois devoir déconseiller instamment d'employer le remède indistinctement chez tous les tuberculeux, d'une façon en quelque sorte systématique. Actuellement, c'est dans les cas de phtisie commençante et dans les affections tuberculeuses chirurgicales que le traitement se présente dans les conditions les plus simples ; mais dans toutes les autres formes de tuberculose, il faut laisser à l'art de la médecine ses pleins droits, en ce sens qu'on devra procéder à une individualisation minutieuse, et avoir recours aux autres ressources adjuvantes, pour appuyer l'action du remède. Dans beaucoup de cas, j'ai éprouvé très nettement cette impression, comme quoi les soins prodigués aux malades ont eu une influence considérable sur l'action curative du remède. C'est pourquoi j'incline à donner le pas à l'emploi du remède dans des établissements appropriés, dans lesquels on pourra au mieux tenir le malade en observation et lui donner les soins nécessaires, sur le traitement ambulatoire ou à domicile. Il n'est pas possible de dire dès maintenant jusqu'à quel point les procédés de traitement reconnus utiles jusqu'alors, les cures alpestres, le traitement à l'air libre, l'alimentation spécifique, etc., pourront être combinés avantageusement avec l'emploi du nouveau remède ; mais je crois que ces facteurs curatifs seront d'une utilité appréciable dans beaucoup de cas, notamment dans les cas graves mal soignés jusqu'alors, puis durant le stade de convalescence (1).

Le point capital à observer à propos du nouveau traitement réside dans la précocité de son emploi. Le stade initial de la phtisie doit être le principal objectif du traitement, car c'est durant ce stade que l'efficacité du remède se manifeste dans toute sa plénitude. C'est pourquoi on ne saurait suffisamment insister sur ce que, à l'avenir, les médecins praticiens devront, plus que cela n'a été le cas jusqu'ici, mettre tout en œuvre pour diagnostiquer la phtisie à une époque aussi rapprochée que possible de son début. Jusqu'à il n'y a pas longtemps, on s'adonnait à la recherche des bacilles de la tuberculose dans les crachats surtout comme à une chose accessoire qui ne manquait pas d'intérêt, grâce à laquelle le diagnostic était assuré, mais sans qu'il en résultât un profit pour le malade. C'est pourquoi on ne négligeait que trop souvent cette recherche, ainsi que j'ai pu m'en convaincre dans ces derniers temps par le

(1) En ce qui concerne la tuberculose du cerveau, du larynx, et la tuberculose miliaire, nous n'avons pu recueillir de renseignements expérimentaux à leur égard, faute d'un nombre suffisant de malades.

témoignage de nombreux phtisiques, qui avaient passé par les mains de plusieurs médecins, sans que les crachats eussent été examinés une seule fois.

A l'avenir il devra en être tout autrement. Un médecin qui négligera de constater l'existence de la phtisie aussitôt que possible, en s'abstenant de recourir à tous les moyens qui sont à sa disposition, notamment à la recherche des bacilles de la tuberculose dans les crachats suspects, se rendra gravement coupable vis-à-vis de son malade, parce que de ce diagnostic et du traitement spécifique institué aussi prématurément que possib'e peut dépendre la conservation de la vie du malade. Dans les cas douteux, le médecin devra, au moyen d'une injection exploratrice, s'assurer de l'existence ou de l'absence de la tuberculose.

Alors seulement le nouveau procédé de traitement sera devenu quelque chose de vraiment salutaire pour l'humanité souffrante, lorsqu'on en sera venu à instituer un traitement précoce dans tous les cas de tuberculose, et qu'on évitera de laisser se constituer ces formes graves et négligées, qui jusqu'ici ont été une source inépuisable de nouvelles infections.

Pour terminer, je désire faire remarquer encore qu'intentionnellement j'ai laissé de côté, dans cette communication, des données statistiques et des observations de malades, parce que les médecins qui m'ont fourni les malades nécessaires à nos recherches se sont chargés de donner la relation des faits cliniques, et que je ne voudrais pas entreprendre avant eux un exposé aussi objectif que possible de leurs observations.

RÉSUMÉ EXPLICATIF

Koch dit qu'il ne peut pas encore communiquer au public d'où vient son remède et de quoi il se compose, parce que son travail n'est pas terminé. On peut supposer, avec une grande vraisemblance, qu'il s'agit d'une substance qui répond à la lymphe dont on se sert pour la vaccination. Comme le remède contre la variole contient le virus atténué de la variole, comme le remède contre la rage se compose d'une substance qui est le virus atténué de la rage, Koch a obtenu *son remède* en altérant le poison tuberculeux par des procédés variés.

. On avait déjà essayé, il y a quelques années, d'obtenir de la même manière un remède contre la syphilis, qui, non seulement pourrait la guérir, mais en préserver le public.

Cet essai est resté infructueux ; d'après ce que j'ai entendu, je crois pouvoir supposer que Koch a réussi à trouver le moyen de produire une substance qui guérit les maladies contagieuses et garantit contre elles.

Ce ne serait pas chose impossible, depuis la découverte du vaccin de la variole par Jenner, de la rage par Pasteur et de la tuberculose par Koch.

La différence, il est vrai, entre ces substances mentionnées est que le vaccin de la variole ne garantit que les personnes bien portantes contre la variole, mais il ne guérit pas les malades atteints de cette maladie; tandis que la vaccination de la rage et de la tuberculose guérit les personnes malades. Il paraît que Koch attribue à son remède de la tuberculose un certain degré d'immunité. D'après lui, son remède, qui se compose d'un liquide clair jaunâtre, peut être facilement analysé dès qu'il est dilué dans l'eau; il recommande de faire la dilution du remède au moyen d'une solution de phénol de 0,5 0/0. Le phénol et l'acide carbonique sont synonymes. La dilution du remède doit être assez grande pour qu'on n'emploie, pour l'application, que de très petites quantités.

Koch dit que son remède, pris par la bouche,

n'a pas d'action ; d'un côté, c'est à cause de la petite quantité qui est nécessaire pour l'effet ; de l'autre côté, toutes ces substances ne sont efficaces que si elles sont directement introduites par la voie hypodermique.

Depuis longtemps on se sert de petites seringues avec aiguille fine pour injecter sous la peau des médicaments agissant d'une façon énergique. On fait cela pour avoir la garantie d'un effet sûr, qu'on n'a pas si le remède est pris par la bouche. On sait, par exemple, que les vomitifs pris par la bouche restent souvent sans effet, tandis que si l'on injecte l'apomorphine sous la peau, à une partie quelconque du corps, des vomissements se produisent en très peu de temps. On sait qu'on injecte avec prédilection de la morphine sous la peau, parce que l'effet calmant est plus prompt que par les médicaments pris par la bouche.

Avec une seringue de Pravaz, on peut également injecter dans la peau le liquide de Koch.

Il se sert d'une seringue un peu différente. L'effet reste le même, quelle que soit la seringue qu'on prenne. On peut faire, de même, l'injection sur toutes les parties du corps, indifféremment, parce que le liquide injecté se répand tout de suite dans tout le corps. Koch a choisi la peau du dos, entre l'omoplate et les reins, parce que là l'injection pouvait être faite sans douleur et sans produire d'inflammation.

La préparation du liquide doit être très difficile, parce que Koch déclare expressément que la provision qui existe, actuellement, est très minime, et qu'il ne pourra disposer de plus grandes quantités que dans quelques semaines.

Aussi, le prix du liquide est très élevé, à ce qu'on dit. Un petit flacon doit coûter 25-30 marks.

L'homme est plus sensible au remède de Koch que le cochon d'Inde, qu'on prend habituellement pour ces expériences. On n'a pas encore fait d'essais sur d'autres animaux. Koch a essayé le remède sur lui-même, et a éprouvé tous les symptômes d'un empoisonnement. Il s'est injecté, il est vrai, une très grande quantité de la substance, deux fois autant qu'il en injectait aux malades.

Mais il y a ici une grande différence. Il faut des quantités plus petites pour obtenir un résultat chez les malades que chez les personnes bien portantes. Un centimètre cube de la substance n'a pas d'effet chez les personnes bien portantes.

Un centimètre cube de la substance a chez les malades le même effet qu'une quantité vingt-huit fois plus grande chez les personnes bien portantes. Ce sont des symptômes d'empoisonnement, mais ils sont de courte durée et suivis d'un remarquable résultat. De toutes les maladies qui reposent sur la tuberculose, ce n'est que la dartre rongeante qui puisse être reconnue, parce que c'est une maladie de la peau ; donc, c'est sur la dartre rongeante qu'on pourra suivre le mieux les résultats d'une injection du liquide de Koch. C'est pourquoi il choisit pour premier exemple des malades atteints de lupus ou de la dartre rongeante. Les changements visibles aux parties malades commencent déjà quelques heures après l'injection. Ces parties gonflent et deviennent rouges; il se produit une inflammation par laquelle le tissu malade est détruit. Bientôt l'inflammation cesse. Le tissu mort se change en croûtes qui tombent après peu de temps et le malade est délivré de sa dartre rongeante. Koch fait observer qu'il est particulièrement important de savoir que l'inflammation se limite aux parties malades et ne s'étend pas à celles qui sont saines. Même les nodules les plus petits deviennent visibles par l'inflammation.

Nous avons, il est vrai, d'autres remèdes spécifiques. Ainsi, un abcès syphilitique de la jambe est guéri en peu de jours si on prend de l'iodure de potassium. Une rate hypertrophiée peut également revenir à ses dimensions normales si on prend de la quinine.

Il est très intéressant de savoir qu'on peut reconnaître par une injection de 0,01 c. c. si une personne a un organe tuberculeux ou non. S'il y a tuberculose, les symptômes d'empoisonnement se montrent à un haut degré; s'il n'y a pas, tuberculose, l'effet est nul.

Quoique nous ayons depuis longtemps d'excellentes méthodes de reconnaître la phtisie pulmonaire, quoique Koch y ait ajouté la découverte des bacilles de la tuberculose, il arrive pourtant que les premiers symptômes du début de la maladie ne peuvent pas être reconnus, parce qu'ils sont trop insignifiants. L'injection sera un moyen *sûr* pour reconnaître l'existence de la maladie. Les médecins seront contents d'avoir ce moyen de diagnostic pour les autres maladies tuberculeuses, car souvent il ne leur était pas possible de faire, au début, un diagnostic précis et on perdait ainsi un temps précieux.

Des autres communications de Koch nous devons relever cette observation importante que les bacilles tuberculeux *ne sont pas tués* par son remède. Le remède ne pourra donc, à lui seul, amener la guérison et les bacilles tuberculeux pourront continuer leur œuvre destructive. C'est pourquoi il est nécessaire que le tissu mort soit enlevé le plus vite possible, car il contient encore des bacilles vivants.

En général, on devra avoir recours à une opération chirurgicale ; là, où elle ne pourra pas se faire, Koch recommande de garantir le tissu vivant contre l'immigration des bacilles tuberculeux, par une application répétée du remède. Koch croit donc qu'il pourra garantir le tissu, comme le vaccin garantit contre la variole.

Ce qu'il y a de particulier dans la méthode de traitement de Koch, c'est que, au lieu de diminuer progressivement la dose des injections, on l'augmente. Koch a trouvé une différence entre les phtisiques et les malades atteints de la tuberculose des os et des articulations. Il pouvait injecter de plus grandes quantités chez les derniers que chez les premiers ; la quantité injectée chez les phtisiques était de 0,001 c. c. ; chez les autres malades atteints de tuberculose 0,01 c. c.

Koch a choisi, pour faire ses expériences, des phtisiques qui avaient des bacilles tuberculeux dans leurs crachats, pour ne pas se tromper dans le diagnostic et pour déterminer si la maladie était susceptible de guérison. Comme le remède ne tue pas les bacilles, une diminution dans leur nombre ne peut avoir lieu que si le tissu des poumons devient tel que les bacilles tuberculeux ne peuvent plus s'y multiplier. Nous savons que quelqu'un qui a eu la rougeole ou la fièvre scarlatine en est rarement atteint une seconde fois ; il est rendu, pour ainsi dire, invulnérable contre cette maladie.

Exactement comme le vaccin garantit contre la variole, l'injection du remède de Koch garantit contre la phtisie.

Koch s'exprime avec beaucoup de réserve : « *D'autre part, il serait possible que, d'après une analogie avec d'autres maladies contagieuses, les personnes guéries restent indemnes pour toujours.* »

Koch a obtenu le résultat que la phtisie, au

début, peut être guérie par son remède ; mais que des phtisiques avancés, dans les poumons desquels se trouvent déjà de grandes cavités, peuvent obtenir une amélioration de leur état, mais ne peuvent pas être guéris. Il espère, néanmoins, que son remède, joint à une opération chirurgicale qui a pour but d'enlever des poumons toutes les parties malades, pourra donner de bons résultats. L'idée d'attaquer le poumon malade par voie chirurgicale n'est pas nouvelle. Malheureusement, on n'a pas osé en entreprendre l'exécution.

Peut-être aurons-nous comme branche nouvelle de la technique opératoire la *chirurgie pulmonaire.*

Koch espère pouvoir appliquer à cette chirurgie pulmonaire l'opération de l'*empyème*, par laquelle, depuis longtemps, dans les cas de pleurésie purulente, on débarrasse les plèvres du pus qu'elles contiennent.

Koch dit *expressément* que les soins généraux ne doivent pas être négligés avec le traitement de la phtisie par le nouveau remède. Aussi, il fait remarquer, comme nous l'avons dit plus haut, que les soins hygiéniques généraux, des établissements spéciaux, des stations dans les montagnes pour y faire une cure, etc., ne seront jamais superflus ; qu'ils sont, au contraire, nécessaires pour la guérison. Enfin, il fait remarquer que le traitement ne promet des résultats marquants qu'au *début de la phtisie pulmonaire*. Le médecin, aussi bien que le malade, doit s'assurer, par tous les moyens possibles, qu'il s'agit d'une maladie tuberculeuse.

Alors, nous n'aurons plus le spectacle si pénible de la phtisie, que nous avons tous les jours devant les yeux ; alors, le danger de contagion diminuera par suite de la diminution des personnes tuberculeuses et des bacilles tuberculeux, et, peut-être, sera-t-il bientôt possible de fixer d'avance le jour où, avec le dernier bacille tuberculeux, le spectre terrifiant de la tuberculose aura disparu du monde.

Dᵣ M. BIRNBAUM.

Émile Colin. — Imprimerie de Lagny.

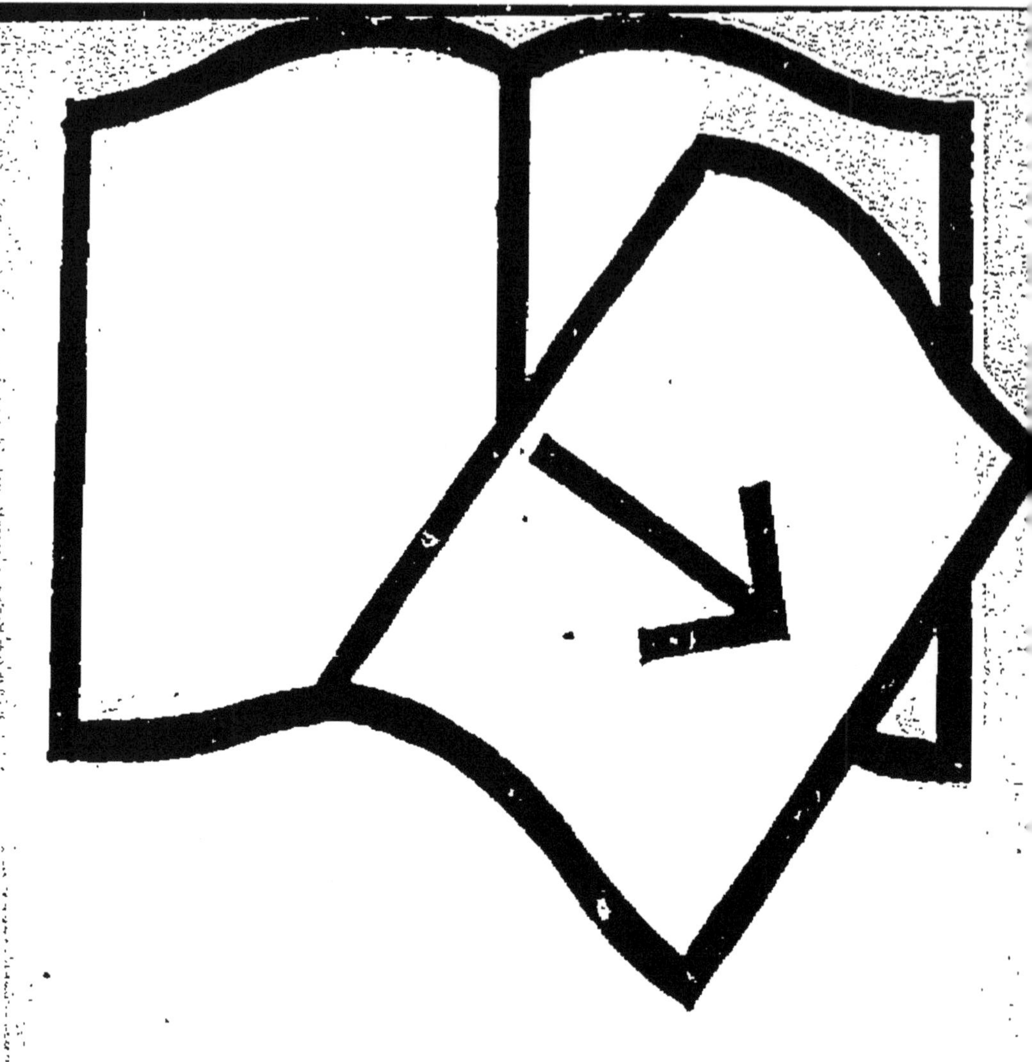

Documents manquants (pages, cahiers...)

NF Z 43-120-13

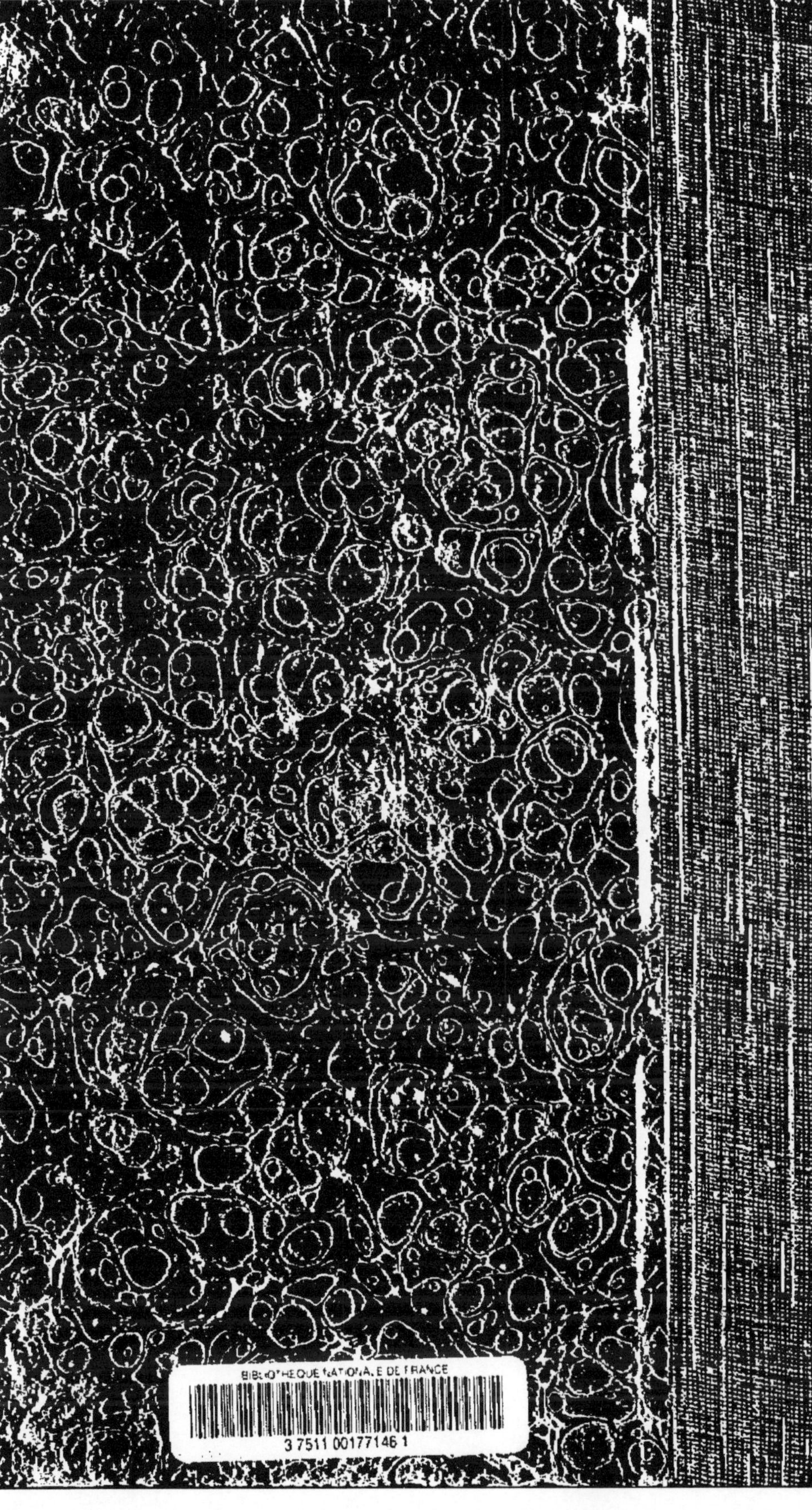
BIBLIOTHEQUE NATIONALE DE FRANCE
3 7511 00177146 1